急危重症诊断与救治

主编 赵秀芳 等

吉林科学技术出版社

图书在版编目（ＣＩＰ）数据

急危重症诊断与救治 / 赵秀芳等主编. -- 长春：
吉林科学技术出版社，2022.4
ISBN 978-7-5578-9515-0

Ⅰ．①急… Ⅱ．①赵… Ⅲ．①急性病－诊疗②险症－
诊疗 Ⅳ．①R459.7

中国版本图书馆 CIP 数据核字(2022)第 112456 号

急危重症诊断与救治

主　　编　赵秀芳 等
出 版 人　宛 霞
责任编辑　练闽琼
封面设计　猎英图书
制　　版　猎英图书
幅面尺寸　210mm×285mm
开　　本　16
字　　数　167 千字
印　　张　6.75
印　　数　1-1500 册
版　　次　2022 年 4 月第 1 版
印　　次　2023 年 1 月第 1 次印刷

出　　版　吉林科学技术出版社
发　　行　吉林科学技术出版社
地　　址　长春市南关区福祉大路 5788 号出版大厦 A 座
邮　　编　130118
发行部电话/传真　0431—81629529　81629530　81629531
　　　　　　　　　　81629532　81629533　81629534

储运部电话　0431-86059116
编辑部电话　0431-81629510
印　　刷　三河市嵩川印刷有限公司

书　　号　ISBN 978-7-5578-9515-0
定　　价　280.00 元
版权所有　翻印必究　举报电话：0431—81629508

前 言

　　重症医学是指各种危及患者生命或重要器官功能的疾病。该类疾病多起病急骤、进展迅速、病情严重，如不采取紧急救治措施，可使患者严重致残或死亡。近年来，重症医学正走在迅速发展的快车道上，越来越多的同道加入到重症医学的队伍中来。重症医学科的医师们不仅要有慧眼，更要有慧心，随时了解和掌握病情变化，及时做出判断和调整治疗方案。

　　全书系统地介绍了急危重症领域诊疗方面的问题，对各类急、危、重症的诊疗及监测等方面进行了阐述，本书力求系统完整，突出临床实用性和科学性，详细介绍了临床常见重症的诊疗方法和手术治疗等内容。

目 录

第一章　院前急救

第一节　急救医学系统中急诊科的作用

一、目的

急救医学系统（EMSS）主要是应对地震、水灾、火灾、重大交通事故、楼房倒塌、爆炸等灾难事故造成群体伤员的紧急医疗救治。分三个阶段：①院前急救。②院内急救。③康复。

二、EMSS 组织结构

1．指挥系统

院长全面指挥。

2．协调系统

医务处协调医疗抢救各个科室的支持，如各临床科室、辅助科室、手术室、物资供应以及安置伤病员顺利住院等医疗保障。

3．抢救组

（1）组长：急诊科主任。指挥协调抢救、决定收容，全权负责诊断救治方案，决定伤员治疗的轻重缓急次序，组织会诊，负责向医疗机构行政部门汇报，以求得相关科室的支援。

（2）主治医师（A 班）：协助组长负责危重病员的救治，可代组长履行职责。

（3）住院医师（B、C 班）：高年资及低年资各若干人，参加抢救全过程。高年资者全面评价伤员，协助主治医师进行急救性操作，如深静脉穿刺、书写病历、重点胸腹检查；低年资者做股动脉穿刺抽血、放置导尿管、骨折固定、伤口包扎、小清创缝合。

（4）麻醉/急诊医师：负责清理气道、气管插管、人工通气上呼吸机、头颈神经系统检查、下胃管。

（5）抢救护士：主管心电、血压监测、输液，报生命体征（血压、呼吸、脉搏）。

（6）记录护士：记录生命体征、抢救过程、化验结果。

（7）巡回护士：供应抢救物品，配合各种操作。

（8）化验技术员：取血、尿等标本，查血型及取血，电解质、血气分析等。

（9）放射科技术员：拍 X 线片，需做 CT 者在医师陪伴下到 CT 室做胸、腹、头部 CT 检查。

（10）血库人员：保证供血。

（11）保卫人员：由保安担任，维持抢救现场秩序，阻止无关人员围观，保证伤员迅速进入急诊室后在院内运行的安全。

4．抢救设备

心电除颤仪、监护仪、呼吸机、简易呼吸复苏器、直接喉镜、各种大小的气管内导管、吸引器和胃肠减压器、中心静脉压监测装置、氧气源、深静脉穿刺装置、各种消毒急救手术包、各种急药品及用品和各种液体及急救血浆代用品、无影手术灯、手电筒，以及摄像机记录抢救全过程。

5．抢救场地

医院急诊内、外抢救室，大批伤员可在急诊大厅。

6．物资供应及保障

平车、床、抢救物资、水、电等。

7．辅助科室

手术室、血库、CT 室、化验室、B 超室、X 线室。

8．支援临床科室

脑外科、胸外科、骨科、普外科、烧伤整形科、泌尿外科、血管外科二线医师。

9．通信及急诊呼叫系统

（1）院外呼叫系统：事故地点与医院联络或 120 急救系统与医院急诊科联络。

（2）院内呼叫系统：急诊科与院医务部指挥协调部门联络以及各支持系统的联络，辅助科室、临床科室。

（3）科内呼叫系统：急诊科本科内的呼叫联络。

三、急诊科抢救预案

院内抢救重视三个环节：急诊室、加强监护室、手术室。

（一）急诊室

主要任务是对伤员进行初期评价、复苏及二期评价。

1．初期评价

（1）气道与颈椎：气道是否通畅，颈椎有无损伤。

（2）呼吸：有无呼吸道梗阻，注意张力性气胸、开放性气胸及肺挫伤的连枷胸。当伤员进入急诊室，迅速脱去其衣服，先回答以下几个问题：①伤员有无呼吸停止及气道阻塞？②伤员有无呼吸困难？程度如何？用口或鼻呼吸？有无哮鸣音？有无端坐呼吸？有无辅助呼吸肌参加呼吸？③伤员清醒否？有无误吸的可能？④两侧胸壁是否对称？有无胸壁活动受限和反常呼吸？有无皮下气肿？⑤胸部有无伤口、擦伤、瘀斑及范围？有无吸吮性伤口？

处理：①开放气道，吸氧。②呼吸频率＞35 次/min 或呼吸困难，要及时气管插管。如严重颌面伤、气道异物时应行气管切开术或环甲膜穿刺术；如气道开通仍不能缓解呼吸困难，应考虑气胸、血气胸，应行胸腔穿刺，证实后做闭式引流。③循环，根据脉搏、肤色、毛细血管再充盈试验估计血压和组织灌注情况。如颈静脉怒张，考虑气胸、心包填塞、心脏挫伤、心肌梗死或空气栓塞。

颈静脉塌陷为低血容量休克。尽快控制出血、止血，用大量敷料加压包扎止血。对骨盆骨折及下肢骨折可使用抗休克裤止血。

正确评价休克程度：①血压，失血达 20％血压开始下降，失血达 30％血压 60～80mmHg，失血达 40％血压 30～50mmHg。②脉搏，比血压敏感，如＞120 次/min 考虑血容量不足。③皮肤，血容量不足，四肢发凉，出汗。④尿量，尽早留置导尿管，15 分钟观察尿量一次，＜30mL/h 血容量不足。⑤意识状态，烦躁不安、不合作是血容量不足的表现。

（3）中枢神经系统检查：迅速评价伤员的意识水平、瞳孔大小及反应。用 AVPU 法：①A，伤员是否清醒？②V，伤员对语言有无反应？③P，伤员对疼痛有无反应？④U，伤员有无任何反应？使用 GCS 评分法更有意义。

（4）充分暴露伤员：全面评价伤员的伤情，应脱去甚至剪去其衣服。

2．复苏

（1）吸氧。

（2）建立静脉通道：至少 2 条大口径（16 号以上）针头或尽快行深静脉置管，同时取血查血型、配血、血常规、生化、血气分析检查。平衡液快速输入。输血先考虑同型血，再用经交叉配合的 O 型血，紧急时可直接输入 O 型血。

（3）评价复苏效果：呼吸频率、脉搏、血压、脉压、血气分析、尿量等，定期记录比较评价复苏效果。

（4）抗休克裤应用：主要用于下肢、下腹部、骨盆伤，使用时充气到维持伤员血压在一定水平上。

（5）心电监测：及时发现心律失常并处理。

（6）留置导尿管和胃肠减压管：便于复苏时观察尿量和防止误吸。如阴囊血肿摸不到前列腺不应插入导尿管，如筛板骨折不应插胃管以免误入颅腔。

3．二期评价

经初期评价和复苏后伤员病情趋于稳定，应继续进行二期评价：从头到足全面检查包括头、颌面、颈椎、胸腹、四肢、直肠及神经系统等。

（1）颌面部外伤：只要无呼吸道阻塞等紧急情况，留待伤后 7～10 天处理。

（2）颈部伤员戴头盔者，只要没有呼吸困难应先拍颈椎侧位片，后卸头盔，以免加重脊髓损伤。

（3）直肠指诊不应忽视：可检查肠腔出血、前列腺位置、骨盆骨折、直肠壁的完整及肛门括约肌。

（4）腹腔灌洗：适合于中枢神经系统损伤而昏迷者合并药物和乙醇中毒而意识不清，合并下胸部肋骨骨折或骨盆骨折时，当腹部体征不易肯定，应行腹腔灌洗，以明确诊断。

（5）四肢骨折：应注意检查四肢远端动脉搏动（足背动脉、桡动脉），早期诊断大血管损伤。

（6）神经系统检查重视意识水平动态观察，定期 GCS 评分，估计病情进展及预后情况。

4．病史采集

要简明扼要，重点 AMPLE。

A：过敏史，过敏性药物。

M：用药史，伤后用止痛镇静药。

P：过去史，心、肺、肝、肾、脑等病史及手术史。

L：进食史，伤前进食情况。

E：受伤经过，事故种类及受伤机制。

5．受伤机制的分析

（1）闭合性损伤：以汽车事故为例。①前方暴力时：发现方向盘弯曲或挡风玻璃破碎考虑颈椎骨折、连枷胸、心脏挫伤、肝脾破裂及髋关节后脱位。②侧方暴力时：常引起对侧颈部扭伤、连枷胸、肝脾破裂。③后方暴力时：常引起颈部损伤，如典型的甩鞭损伤。④弹射伤常引起多发伤、颈椎骨折。

（2）贯通伤：火器伤和刃器伤。

（二）加强监护室（ICU）

主要任务是维持生命器官的功能，以争取时间对原发创伤进行特异性治疗。首要的是支持通气和氧合功能，防止循环衰竭和休克，即首先纠正威胁生命的生理紊乱而不是医治创伤本身。

（1）对暂无急诊手术指征的严重外伤患者，严密观察病情变化，随时准备进行抢救手术。

（2）对手术后的伤员要密切注意伤情变化和脏器功能及营养支持。

（3）对心肺复苏后或病情危重不适手术者，先抢救生命，稳定生命体征，为手术创造条件。

（三）手术室

适于手术抢救的伤病员立即送到手术室进行急诊手术抢救。

急诊抢救室工作流程（ACLS）：适用于所有进入急诊室抢救的患者。

（1）初步评估 ABCD，目的是判断患者是否已死亡。①A（airway），打开呼吸道。②B（breathing），检查有无呼吸，如无开始通气。③C（circulation），检查有无颈动脉搏动，如无则心脏按压。④D（defibrillation），判断是否 VT/VF，如是即行电除颤。

（2）再次评估 ABCD，目的是在原来的基础上做更深入的评估与治疗。①A（airway），进一步的呼吸道控制，气管插管。②B（breathing），评估通气是否足够，提供正压通气。③C（circulation），建立静脉通道、输液、给药。④D（differential diagnosis），找出病因。

（3）如患者无心脏停止，按照以下步骤进行。①O$_2$/IV/monitor/fluid：建立静脉通道、吸氧、心电监护、输液。②BP/RR/PR/T/SaO$_2$：监测生命体征变化，血压、呼吸、脉搏、体温、血氧饱和度。③rate/volume/pump/resistance：如血压低，按照此程序予以评估，先看心率，如快，加快输液量，如血压仍不升，心脏是否有问题，以及血管阻力问题，考虑用升压药。④抽血标本，进行血气、血生化、血常规检查及 X 线片或 CT、心电图、B 超检查。

第二节　生命体征评估

生命体征是评价生命活动存在与否及其质量的指标，是用来判断患者的病情轻重和危急程度的指征，是机体内在活动的反映，是衡量机体状况的可靠指标，生命体征包括体温、脉搏、呼吸和血压等，是体格检查时必须检查的项目。

一、临床表现

生命体征正常范围如下。

（1）体温：正常口腔温度为 36.3～37.2℃，腋下温度比口腔低 0.2～0.4℃，直肠温度比口腔高 0.5℃左右。正常人的体温在 24 小时内略有波动，一般情况下不超过 1℃，生理情况下，早晨略低，下午或运动和进食后稍高。老年人体温略低，妇女在经期前或妊娠时略高。

（2）脉搏：成人每分钟 60～100 次。女性稍快于男性，儿童快于成人。老年人可慢至 55～75 次/min，新生儿可快至 120～140 次/min。

（3）呼吸：成人 16～20 次/min，儿童 30～40 次/min，儿童的呼吸次数随年龄的增长而减少，逐渐到成人的水平。呼吸率与脉率之比为 1:4。正常人的呼吸幅度应是深浅适度。

（4）血压：正常成人收缩压为 90～140mmHg，舒张压为 60～90mmHg。脉压为 30～40mmHg。在 40 岁以后，收缩压可随年龄增长而升高。新生儿收缩压为 50～60mmHg，舒张压为 30～40mmHg。

（5）正常瞳孔在一般光线下直径为 2～4mm，两侧等圆、等大。瞳孔反射有对光反射、集合反射。

二、诊断要点

（1）体温的异常：①体温升高，低热，口腔温度在 37.5～37.9℃；中等热，口腔温度在 38.0～38.9℃；高热，口腔温度在 39.0～41.0℃；超高热，口腔温度在 41.0℃。体温升高多见于肺结核、细菌性痢疾、支气管肺炎、脑炎、疟疾、甲状腺功能亢进、中暑、流感以及外伤感染等。②体温低于正常，见于休克、大出血、慢性消耗性疾病、年老体弱、甲状腺功能低下、重度营养不良、在低温环境中暴露过久等。

（2）脉搏的异常：当心功能不全、休克、高热、严重的贫血和疼痛、甲状腺危象、心肌炎，以及阿托品等药物中毒时，心率和脉搏显著加快；当颅内压增高、完全性房室传导阻滞时，脉搏减慢。在一般情况下心率与脉搏是一致的，但在心房颤动、频发性期前收缩等心律失常时，脉搏会慢于心率，称为短绌脉。脉搏消失（即无脉）：多见于重度休克、多发性大动脉炎、闭塞性脉管炎、重度昏迷患者等。

（3）血压的异常：血压（指肱动脉压）是衡量心血管功能的重要指标之一。当收缩压和舒张压均低于正常值下限（80/60mmHg）时，应考虑可能为急性周围循环衰竭、心肌梗死、心脏衰竭、急性心包填塞等。当高血压脑病或颅内压增高时，血压常在 200/120mmHg 以上。如出现高血压，但其他脏器无症状，属原发性高血压；如由肾血管疾病、肾炎、肾上腺皮质肿瘤、颅内压增高、糖尿病、动脉粥样硬化性心脏病、高脂血症、高钠血症、饮酒、吸烟等引起的高血压，属继发性高血压。临界性高血压：是指收缩压 140～160mmHg，舒张压 90～95mmHg 而言的；低血压：是指收缩压≤90mmHg，舒张压≤60mmHg，多见于休克、心肌梗死、心功能不全、肾上腺皮质功能减退、严重脱水、心力衰竭、低钠血症等。

（4）呼吸的异常：①呼吸增快（＞24 次/min），正常人见于情绪激动、运动、进食、气温增高；异常者见于高热、肺炎、哮喘、心力衰竭、贫血等。呼吸减慢（＜10 次/min），见于颅内压增高，颅内肿瘤，麻醉剂、镇静剂使用过量，胸膜炎等。②呼吸深度的改变，深而大的呼吸为严重的代谢性酸中毒、糖尿病酮症酸中毒、尿毒症时的酸中毒；呼吸浅见于药物使用过量、肺气肿、电解质紊乱等。③呼吸节律的改变：潮式呼吸，见于重症脑缺氧、缺血，严重心脏病，尿毒症晚期等患者；点头样呼吸，见于濒死状态；间歇呼吸，见于脑炎、脑膜炎、颅内压增高、干性胸膜炎、胸膜恶性肿瘤、肋骨骨折、剧烈疼痛时；叹气样呼吸，见于神经症、精神紧张患抑郁症的患者。正常人的呼吸幅度应是深浅适度。

（5）正常瞳孔在一般光线下直径为 2~4mm，两侧等圆、等大。吗啡、有机磷和水合氯醛等中毒时，瞳孔缩小；麻黄碱、阿托品等中毒时，瞳孔散大；脑肿瘤或结核性脑膜炎等颅内疾病，双侧瞳孔大小不等。而双侧瞳孔散大对光反应消失是病危濒死的征象。瞳孔反射有对光反射、集合反射。在病理情况下，大脑功能障碍可使集合反射迟钝或消失。中脑病损时，对光反射障碍而集合反射正常。

（6）角膜反射是指角膜受刺激，引起眨眼的一种反射，主要反映脑桥的功能状态。患者垂危时，角膜反射减弱，病变已侵犯脑桥，即将侵犯延髓，为生命临终的预兆。

三、治疗方案及原则

（1）正确进行体温评估、体温测量，及时对体温过高、体温过低患者采取治疗措施。

（2）正确进行脉搏评估、脉搏测量，正确区分异常脉搏。

（3）正确进行血压评估、正确实施血压测量，及时对高血压、低血压患者采取治疗措施。

（4）正确进行呼吸评估，正确实施呼吸测量、正确区分异常呼吸；保持呼吸道畅通，及时进行呼吸支持。

四、处置

1．体温测量方法

测量时间一般为 5~10 分钟，腋下测量时间长些。

（1）口测法：先用 75％乙醇消毒体温表，放在舌下，紧闭口唇，静置 5 分钟后拿出来读数，正常值为 36.3~37.2℃。此法禁用于意识不清的患者和婴幼儿。嘱患者不能用牙咬体温计，只能上下唇唆紧，不能讲话，防止咬断体温计和脱出。

（2）腋测法：此法不易发生交叉感染，是测量体温最常用的方法。擦干腋窝汗液，将体温表的水银端放于腋窝顶部，用上臂将体温表夹紧，嘱患者不能乱动，放置 10 分钟后读数，正常值为 36~37℃。

（3）肛测法：多用于昏迷患者或小儿。患者仰卧位，将肛表头部用油类润滑后，慢慢插入肛门，深达肛表的 1/2 为止，放置 3 分钟后读数，正常值为 36.5~37.7℃。

2．脉搏的计数法

检查脉搏通常用两侧桡动脉。

（1）直接测法：最常选用桡动脉搏动处。先让患者安静休息 5~10 分钟，然后手平放在适当位置，坐卧均可。检查者将右手食指、中指、无名指并齐按在患者手腕段的桡动脉处，压力大小以能清楚感到动脉搏动为宜，数一分钟的脉搏数。在桡动脉不便测脉搏时，也可采用以下动脉：颈动脉位于气管与胸锁乳突肌之间；肱动脉位于臂内侧肱二头肌内侧沟处；股动脉位于大腿上端，腹股沟中点稍下方的一个强大的搏动点。

（2）间接测法：用脉搏描记仪和血压脉搏监护仪等测量。具体使用方法参看仪器说明书脉搏的计数法。

3．呼吸计数法

呼吸的计数可观察患者胸腹部的起伏次数，一吸一呼为一次呼吸；或用棉絮放在鼻孔处观察吹动的次数，数 1 分钟的棉絮摆动次数是多少次即为每分钟呼吸的次数。

4. 血压测量法

（1）直接测量法：经皮穿刺将导管由周围动脉送至主动脉，导管末端接监护测压系统，显示血压值，属有创测量法。

（2）间接测量法：即袖带加压法，使用血压计测量。血压计分汞柱式、弹簧式和电子血压计，该测量法简便易行，但易受外界影响。

五、注意事项

（1）医护人员一旦遇到重症病患者，首先应做生命体征检查。生命体征就是用来判断患者的病情轻重和危急程度的指征。

（2）医护人员应全面了解生命体征的意义，准确地掌握患者的生命体征的变化，以便及时采取措施进行救治。

（3）急救人员对生命体征认真观察，迅速做出正确判断，有利于发现疾病的危重程度和采取针对性的抢救措施。

生命体征的观察内容：观察呼吸的频率、节律及深浅；脉搏的强弱、节律；血压的高低，脉压的变化；皮肤的色泽、温度等。用心电监护仪监测心率、心律、心脏功能、血氧饱和度、血压。如有呼吸变慢，不齐，出现潮式呼吸或三凹征；脉搏缓慢，细弱；血压增高或降低、脉压增大等情况，提示病情危重，及时采取对应措施。

（4）急救处置的正确与否，关系到患者生命和病情的变化，所以必须态度认真、方法正确、操作规范、关心患者，冷静、沉着、迅速地采取急救措施。

第三节　基础生命支持

基础生命支持（basic life support，BLS）是由一系列连续性评估和急救（急救，包括检查和治疗的一切行动）组成，包括识别突发心脏骤停（SCA）、心脏事件、卒中和气道梗阻的表现；心肺复苏（CPR）；使用体外自动除颤仪（AED）除颤；通过有效的呼吸管理、通气、人工循环给机体组织暂时的氧供；及时地应用增强氧传输的设备及药物，如通气装置、氧及肾上腺素等，从而迅速恢复循环和呼吸，维持重要器官氧和血液的供应，维持基本生命活动。儿童基本生命支持包括预防、基本心肺复苏、及时送至急诊医学服务系统。

一、临床表现

心脏、呼吸骤停的临床表现：突然意识丧失，面色发绀，大动脉搏动消失，心音消失，不能测出血压，自主呼吸消失，双侧瞳孔散大，对光反射消失，大小便失禁。心电图检查呈心电静止。

二、诊断要点

正确判断病情，其具体检查顺序如下。

（1）检查意识：可以大声呼喊患者，轻摇患者肩膀（需注意患者有无颈椎受伤，不可剧烈摇晃伤员）。如果患者毫无反应称为意识丧失，预示着病情严重。此时要保持患者呼吸道通，谨防窒息。

（2）检查呼吸：判断患者有无自主呼吸，在保持患者呼吸道通畅的情况下，首先可以观察胸壁有无上下起伏活动，也可将手掌心或耳朵贴在患者的鼻腔或口腔前，观察有无气流进出，或者用一薄纸片、棉花丝或一丝餐巾纸放在患者的鼻腔或口腔前，看看是否随呼吸来回摆动。以上方法检查，如无迹象的话，可以初步判定呼吸已经停止，必须马上做人工呼吸抢救，根据具体情况判断呼吸停止的主要原因。

（3）观察脉搏、心跳：手腕部的桡动脉，颈部的颈动脉，大腿根部的股动脉是最容易触摸到脉搏跳动的地方。一般以手指触摸脉搏即可知道心跳次数。用食指和中指轻轻地触及患者手腕桡侧的动脉，如果感觉不清楚，可以触摸患者颈动脉。如果脉搏和心跳消失，要马上做胸外心脏按压进行抢救。

（4）检查瞳孔：正常人两眼的瞳孔等圆、等大，在光照下迅速缩小。对于有颅脑损伤或病情危重的患者，双侧瞳孔可呈现一大一小或散大的状态，对光反射迟钝或消失。

（5）做现场心电图检查。

三、治疗方案及原则

BLS 是心脏、呼吸骤停时的现场应急措施，主要任务是迅速有效地恢复生命重要器官（特别是心脏和脑）的氧合血液灌注。其任务主要为 ABC：A（airway），保持呼吸道通畅，B（breathing），进行人工呼吸，C（circulation），建立人工循环。

1．人工呼吸和心脏按压是初期复苏的主要措施

（1）最初处理（第一个 ABCD）：A，开放气道；B，正压通气，气囊面罩给氧（推荐吸入纯氧）；C，胸外按压（频率为 100 次/min）；D，除颤［使用自动体外除颤器（AED）或传统除颤器］。

（2）第二阶段处理（第二个 ABCD）：A，气管内插管；B，评估通气是否充分，正压通气；C，建立静脉通道输注液体及药物，肾上腺素 1mg，静脉注射，每 3～5 分钟重复一次。抗心律失常药物，如胺碘酮、利多卡因；D，鉴别诊断，确定特殊治疗，可逆转的病因。

2．抢救措施及原则

（1）呼吸：畅通呼吸道，清除口腔内异物。建立人工气道，气管插管。人工通气：口对口人工呼吸，简易呼吸器，机械通气，氧疗。

（2）心脏：常用胸外心脏按压，必要时开胸心脏按压，无心电监护下可盲目除颤。

（3）药物：在静脉通道建立之前，可行气管内给药。视情况给予给药通道：外周静脉，中心静脉，骨髓通道。气管内给药：是静脉给药的 2～2.5 倍，加 5～10mL 蒸馏水或生理盐水稀释。药物：利多卡因、阿托品、肾上腺素、纳洛酮、血管升压素、胺碘酮等。无脉性心脏猝死给药时间：在检查心律后立即行 CPR 时给药，或在 CPR 期间除颤充电时给药，或在释放电击后行 CPR 时给药。

四、处置

成人 BLS 流程如下。

（1）发现患者突然意识丧失，迅速判断是否心脏骤停，置患者于硬板上呈复苏体位，触摸颈动脉搏动消失，立即右手拳击患者胸骨中点一次，触摸颈动脉是否有搏动。

（2）开放气道：压额举颌法，下颌前推法（易造成颈椎移位，且不可充分开放气道）。

（3）检查呼吸：<10 秒，耳听、眼看，切不可用听诊器。对于呼吸停止的无意识患者，用 5～10 秒（<10 秒）检查是否存在呼吸，如无呼吸，先进行 2 次人工呼吸后立即开始胸外按压。所有人工

呼吸（无论口对口、口对面罩、球囊对面罩或球囊对高级气道），有或无氧通气均应持续吹气 1 秒以上。通气以见到胸廓起伏为度，避免迅速而强力的人工呼吸而导致过度通气。

（4）胸外按压：注意按压的部位、深度、姿势、方式，按压部位的快速判断，两乳头之间；按压，通气为 30:2，连续 5 个周期，按压后手掌维持在正确位置，按压尽量减少中断（＜10 秒）。心肺复苏最重要的是有效地进行胸部按压，按压要有力且快速（100 次/min），按压间歇要求胸廓恢复完全。每次评估复苏效果要按压 2 分钟后检查一次脉搏。要有力地按压。要使胸壁下陷 4～5cm，婴儿为胸廓的 1/3～1/2。快速按压。按压人每 2 分钟轮换，保证按压质量。

（5）除颤：由于室颤或无脉性室速导致的心搏骤停需立即使用AED，但对无目击者或求救时间超过 4 分钟的室颤或无脉性室速患者，急诊医师在使用 AED 前应行 5 组（约 2 分钟）的 CPR。双相除颤器首次除颤成功率达 90%，如对室颤或无脉性室速患者首次电击无效时，则继续进行胸部按压；即使除颤有效，抢救人员也要继续进行 5 组 CPR，因为多数患者在除颤后仍不能马上恢复有效的组织灌注。首次电击能量 150～200J（具有双相波）或 120J（直线双相波），单相波用 360J。儿童首次电击能量 2J/kg，逐渐加大到 4J/kg。

（6）检查循环（＜10 秒）：在 CPR5 个周期后进行（＜10 秒），检查颈动脉的搏动，寻找搏动征象。

（7）解除气道异物梗阻：当患者有发绀、呼吸困难、无反应，立即提供 CPR；如果见到口腔异物，立即清除，保持呼吸通道畅通。

（8）建立静脉通道：视情况给予给药通道，进行药物治疗。

（9）建立高级呼吸通道：如已有人工气道（如气管插管、食管气管联合式导管），并且有两人进行 CPR，则每分钟通气 8～10 次。

五、注意事项

（1）CPR 的并发症：肋骨骨折、胸骨骨折、肋骨与肋软骨脱离、气胸、血胸、肺挫伤、肝脾撕裂以及脂肪栓塞等。

（2）电击前、后均应做 CPR；用低于正常潮气量及呼吸频率，可以使通气/血流比正常等。

（3）在 CPR 和除颤之后再建立静脉通道，药物治疗和高级呼吸通道。

（4）单人复苏（婴儿到成人）时按压/通气比为 30:2；双人复苏时，成人为 30:2，对婴儿和儿童仍使用 15:2，其原因是婴儿和儿童多因窒息发生心脏骤停，通气获益程度高于按压。

（5）在人工呼吸时，胸外按压不应停止，强调有效的心脏按压的重要性，每次按压后胸廓完全弹回，保证松开的时间与按下基本相同。按压中尽量减少中断，如中断应尽量少于 10 秒。当两人以上的急救人员在场时，每 2 分钟或每 5 个CPR 循环后，急救人员应当轮换按压者，以防止按压者疲劳，按压质量下降。

（6）在 CPR 过程中不应该搬动患者。

（7）如急救人员不熟悉电除颤的特定能量，建议使用默认能量 200J，目击成人心搏骤停现场有AED，应尽快使用 AED，现场有两位以上急救人员者，用 AED 以前，一位应行 CPR，另一位打开AED 开关和粘贴 AED 电极，并在仪器分析患者心律前，另一人继续行 CPR。

（8）医务人员必须掌握心肺复苏的基本技能。

（9）BLS 开始迟早和心跳呼吸恢复直接影响 CPR 成败，也与出现并发症的轻重多寡密切相关。

第四节　人工气道及管理、氧疗

人工气道是指将导管经鼻或口插入气管或气管切开所建立的气体通道，用以辅助通气及治疗肺部疾病为保证气道通畅而在生理气道与空气或其他气源间建立的有效连接。此环节开展得好坏直接关系到心肺复苏、脑血管意外、严重中毒、多发伤等患者的抢救成功率。人工气道的种类：简易人工气道，口咽、鼻咽通气管，气管内插管（经口、经鼻），气管切开置管。

人工气道是重要的抢救治疗措施，人工气道的建立和科学的管理是患者重要脏器的功能保障和救治能否取得成功的重要环节。

氧疗是指将氧气以多种形式作用于患者局部或全身，从而达到提高血氧饱和度和动脉氧分压，改善损伤组织的供血、供氧，恢复组织有氧代谢的功能并加速创面愈合的目的。氧疗是使用氧气来纠正缺氧的一种治疗方法。

一、临床表现

（1）临床上需要建立紧急人工气道的常见危重病症包括深昏迷、呼吸衰竭或呼吸停止、心搏骤停、严重气道痉挛、气道异物梗阻、镇静剂或麻醉剂作用、颅脑及颈部外伤、误吸或有误吸危险、意外拔管、大量难以控制的上呼吸道出血、急性上呼吸道梗阻等。建立人工气道无绝对禁忌证，关键在于选择最合适的方法。

（2）缺氧的临床表现：患者出现心悸、胸闷、气促、发绀。

二、诊断要点

1. 建立人工气道的主要目的

（1）预防和解除呼吸道梗阻，保证呼吸道通畅。

（2）对于意识不清，尤其昏迷的患者可预防呕吐物和口鼻腔分泌物误吸入肺。

（3）便于呼吸道分泌物的吸引清除。

（4）为机械通气提供封闭的通道。

2. 呼吸道梗阻的常见原因

（1）上呼吸道：舌后坠、异物梗塞、分泌物梗塞、喉痉挛、咽喉水肿。

（2）下呼吸道：咳嗽反射消失、异物梗塞、分泌物梗塞、出血、肺炎、肿瘤、慢性阻塞性肺疾病、支气管痉挛。

3. 氧疗的适应证

单纯低氧血症、单纯低氧血症伴二氧化碳潴留。

三、治疗方案及原则

（1）气道管理不当是危重病患者死亡的主要原因之一。气道管理的基本目的是保证通气氧合，气道开放，气管保护和灌洗。

（2）熟练掌握危重病患者的气道管理技术：如掌握在环境要求、呼吸机管路系统的消毒、气道的湿化、吸痰的时机及方法、气囊的压力、导管的安全等方面的技术。预防和熟练处理人工气道并发症。

（3）控制性氧疗是指吸氧浓度根据患者情况严格进行控制。非控制性氧疗是指氧浓度无法严格控制。临床上多采用非控制性氧疗，非控制性氧疗的方式包括鼻导管给氧法、鼻塞给氧法、面罩给氧法；控制性氧疗是指吸入气含氧浓度在24%～35%之间，特别适用于呼吸调节功能异常伴有二氧化碳潴留者，可避免高浓度给氧所导致的呼吸抑制。

四、处置

1. 呼吸道

呼吸道是气体进出肺的必经之道，保持呼吸道通畅是进行有效通气的前提，常用紧急建立人工气道方法如下。

（1）手法开放通道：患者取仰卧位，双手平放于身体两侧。操作者站在患者头前，双手食指放在患者下颌角处，向前向上将下颌角提起，使患者的下牙槽平面高于上牙槽平面。

（2）口咽通气管：口咽通气管通常由橡胶或塑料制成，亦可用其他弹性材料制成。口咽通气管的插入方法有两种：舌拉钩或压舌板法和反向插入法。舌拉钩或压舌板法指在舌拉钩或压舌板协助下将口咽通气管插入正确的位置，是临床插入口咽通气管的最常用方法。

（3）鼻咽通气管：是用于解除从鼻至下咽段的呼吸道梗阻。由于其对咽喉部的刺激性较口咽通气管小，因而清醒、半清醒和浅麻醉患者更易耐受。鼻咽通气管常由塑料或软橡胶制成。

（4）面罩加简易呼吸器通气：面罩是可将通气环路中气体输送至患者肺部的一种呼吸道管理器械，通常由橡胶或塑料制成。由主体、面部密封圈和接口组成。适应于没有反流误吸危险的患者，为短时间手术进行吸入麻醉；气管插管前给氧（去氮）；初期复苏时，进行辅助或控制通气。优点是简便快捷无创。操作技术包括放置面罩和维持气道通畅。但面罩可引起口、下颌骨、眼或鼻周围软组织压伤。呼吸道不通畅时可引起喉痉挛或呕吐误吸。

（5）喉罩导气管（LMA）：喉罩由通气密封罩和通气导管组成。1号用于体重6.5kg以下小儿，2号用于6.5～25kg体重的小儿，3号用于小儿或小体重的成人（>25kg），4号用于正常成人。喉罩可经口插入至喉的后方，然后通过气囊充气封闭声门。正压通气可验证其插入位置是否适当，当气道压超过1.47～1.96kPa（15～20cmH$_2$O）时，通常有漏气。当气管不能显露时，喉罩能建立通气道，也可用于引导放置气管内导管（直径6mm的气管内导管能通过3号或4号喉罩）。喉罩不能防止反流或肺误吸，需在表面麻醉或全身麻醉下放置。

（6）联合导气管又称食管气管双腔气道：食管气管联合导气管（ETC）简称联合导气管。ETC特别适用于医院内外的急诊抢救，择期手术中则特别适用于气管插管困难或禁忌采用气管插管以及有寰枢关节半脱位患者。尤适用于解剖学异常所致困难气道的患者。在ETC应用中注意：由于应用ETC时，因无法进行气管内吸引不主张长期应用，故在患者病情稳定或条件许可的情况下，应尽早更换成气管导管。

（7）经口气管插管术：最经典最常用的插管方法，是快速建立可靠人工气道的方法。经口直视下气管插管的关键在于用喉镜暴露声门。

（8）经鼻气管插管术：①盲探经鼻气管插管，在经口途径有困难时应首先考虑经鼻途径。禁忌证或相对禁忌证主要包括呼吸停止；严重鼻或颌面骨折；凝血功能障碍；鼻或鼻咽部梗阻；颅底骨折。②明视经鼻气管插管，气管导管通过鼻腔方法同盲插，声门暴露方法基本同明视经口插管法。当导管通过鼻腔后，用左手持喉镜显露声门，右手继续推进导管进入声门，如有困难，可用插管钳夹持导管前端送入声门。检查确认导管位置并固定。

（9）逆行气管插管术：指先行环甲膜穿刺，将导丝经环甲膜送入气管，通过喉部，到达口咽部，由口腔或鼻腔引出，再将气管导管沿导丝插入气管。清醒、麻醉患者均可实施。

（10）环甲膜切开术：需要经验、技巧及特殊器械。环甲膜切开造口术的优点：比气管切开造口术快；安全，很少由于外科技术失误，对于不常操作的人相对容易；对纵隔干扰小；对体位要求相对低；在急诊及 ICU 经常使用。

适应证：①无法经口或经鼻插管，或插管失败；②严重面部创伤；③口咽部梗阻，如水肿、感染、腐蚀、过敏、吸入性损伤、异物、肿块等；④人工气道可能需要维持一周以上。

禁忌证：①<10 岁；②喉挤压伤；③喉肿瘤；④声门下狭窄；⑤进展性血肿；⑥凝血功能障碍；⑦未经培训或经验技巧不足。

（11）环甲膜/气管穿刺扩张造口置管术：适应证和禁忌证同环甲膜切开造口术，对外科技术水平要求较低，有专用套装。

（12）纤维支气管镜引导气管插管：纤维支气管镜在人工气道建立及管理上有很多不可替代的优越性。具体为：①检查气道，明确引起气道急症的原因。②放置双腔支气管导管，用于分侧肺通气。③肺泡灌洗并做病原学检查。④用于困难气道插管。⑤成功率高，损伤小，安全性高。

（13）经皮扩张气管切开术：适宜于在择期条件下使用，需紧急呼吸道控制的患者，不能触及环甲软骨的患者及小儿患者是此种方法的禁忌证。

2. 做好人工气道管理

做好人工气道管理是降低死亡率，提高疗效的重要环节。

（1）人工气道的固定：人工气道建立后，首先确认气管导管的位置。由于患者随时存在脱管的危险，对经口气管插管、气管切开置管必须采取有效的固定措施。

（2）气囊的管理：气囊的充盈度，气管导管均采用低压高容气囊，充气后囊内压多不超过 25cmH$_2$O，不易造成气管黏膜损伤。充气程度以气囊有弹性，不需要气囊定期放气，可有效地防止通气时泄气和管壁受压坏死。常采用有双套囊的导管，交替使用可以减少气管黏膜局部压迫。气囊漏气判断：如果机械通气的过程中气道压力过低，在排出体外段气道漏气后即应考虑气囊破裂，此时患者往往有明显的喉鸣。

（3）人工气道的湿化：建立人工气道以后，呼吸道加湿、加温功能丧失，纤毛运动功能减弱，造成分泌物排出不畅。因此，进行呼吸道湿化非常重要。恒温湿化、雾化吸入和气管内滴入是最常用的湿化方法。湿化装置温度设置在 32～37℃，气体相对湿度 95%～100%，24 小时湿化液量至少 250mL。

雾化吸入及给药：雾化吸入通过文丘里效应将药物水溶液雾化成 5～10μm 微滴送入气道后在局部发挥药物作用。使用恒温湿化器配合间断以压缩气源为动力雾化吸入，是使用呼吸机时的最佳湿化方法。

（4）人工鼻又称温-湿交换过滤器：其作用原理是，当气体呼出时，呼出气内的热量和水分保留下来，吸气时气体经过人工鼻，热量和水分被带入气道内。人工鼻对细菌有一定的过滤作用，能降低管路被细菌污染的危险性。

（5）吸痰：人工气道建立后，吸痰是一项极为重要的护理方式，对保持气道通畅，改善通气和控制感染极为重要。吸痰的次数视分泌物多少而定，原则上要保持呼吸道通畅。操作时动作应准确、轻柔、敏捷。吸痰方式：电动吸引器吸痰法、注射器吸痰法、中心吸引装置吸痰法。吸引负压要求为 10.7～16.0kPa（80～120mmHg）。

吸痰管及吸痰时机的选择：适时吸痰，每次均需更换无菌吸痰管。每次吸痰不宜超过 10～15 秒，吸痰前后给予 2～3 分钟纯氧吸氧。

（6）气管导管的拔除：拔管前应做好患者的解释工作，取得患者的配合。拔管前 0.5～1 小时静脉应用地塞米松 5mg。充分清除口咽部和气管内的分泌物，吸高浓度氧气数分钟，在吸气期间拔出导管。气管切开导管拔出后，局部可用蝶形胶布固定，无须缝合，数日后创口可愈合。

3．气管切开或气管插管内给氧

用直径 1mm 的给氧管放入导管内 3～6cm 供氧，流量为 1～3L/min。

五、注意事项

（1）首先要保持呼吸道畅通，谨防窒息。气道管理技术是危重病医学医师必须掌握的基本技能之一，在危重病患者救治过程中发挥作用。

（2）氧疗注意事项：避免长时间、高浓度吸氧，防止氧中毒；加强氧疗用品的消毒，尽量使用一次性用品，防止火灾。氧疗的副作用：二氧化碳潴留、肺泡萎陷、肺不张、氧中毒；婴儿接受氧疗时，高浓度氧气会导致其失明。

（3）在气道管理中，除人工气道导管与气囊管理外，气道湿化、排痰和氧疗是 5 个重要环节，它们相互影响。注意呼吸道清理，当气管导管或气管切开导管内有痰痂形成，或气囊破裂漏气时，应及时更换导管。1～2 周更换一次。

（4）防止意外脱管、人工气道阻塞、气管黏膜坏死、出血等常见并发症的发生。

第五节　控制出血及休克处理

当血液（主要指红细胞）从血管或心脏外出至组织间隙、体腔内或身体外面，称为出血，流入（进入）体腔或组织间隙的为内出血，流出体外称外出血。控制出血是采取各种止血方法、紧急措施抢救出血伤员，防止因大出血引起休克甚至死亡，达到快速、有效、安全的止血目的，它对挽救伤员生命具有特殊意义。

休克是指机体受到强烈致病因素侵袭，有效循环血量锐减、全身脏器组织中的微循环灌流不足、细胞缺氧所致的一种危急临床综合征。

一、临床表现

（1）急性出血是外伤后早期致死的主要原因，因此血液是维持生命的重要物质保障。成人的血液占自身体重的 8%，外伤出血时，当失血量达到总血量的 20% 以上时，会出现明显的休克症状。当失血量达到总血量的 40% 时，就有生命危险。

（2）休克：常为大失血所致的临床表现，有意识淡漠、烦躁不安、反应迟钝、口唇发绀、皮肤湿冷、脉搏细弱或摸不到、心率加快、血压下降、血红蛋白降低、尿量减少、中心静脉压下降；在无严重外出血可见时必须考虑胸、腹内脏的损伤，骨盆骨折、四肢长骨骨折等。

二、诊断要点

1．休克诊断要点

（1）意识：烦躁不安，表情淡漠，意识模糊，甚至昏迷。

（2）皮肤：苍白，湿冷，口唇及肢端发绀。

（3）呼吸：浅快，微弱。

（4）脉搏：细速，口渴，尿量<20mL/h。

（5）收缩压降至 90mmHg 以下，脉压<20mmHg。

2．判断出血的性质

对抢救具有一定的指导意义。

（1）出血的特点，按损伤的血管性质分类：①动脉出血，血色鲜红，血液由伤口向体外喷射，危险性大。②静脉出血，血色暗红，血液不停地流出。③毛细血管出血，血色鲜红，血液从整个创面渗出，危险性小。

（2）出血的种类，根据出血部位的不同分类：①外出血，由皮肤损伤向体外流出血液，能够看见出血情况。②内出血，深部组织和内脏损伤，血液由破裂的血管流入组织或脏器、体腔内，从体表看不见出血。

三、治疗方案及原则

1．抢救措施

（1）一般措施：平卧少搬动，保持安静，保暖。

（2）保持呼吸道通畅，用鼻导管或面罩给氧。

（3）特别护理，尽早建立静脉通道，必要时深静脉置管，血流动力学监测。

（4）升压药，多巴胺 20～80mg 加入 100mL 液体中静脉滴注，必要时加用间羟胺 10～20mg。

（5）扩容剂，用葡萄糖苷，706 代血浆，羟乙基淀粉 200/0.5 氯化钠注射液（贺斯），输血。

（6）病因治疗，低血容量性休克，输血或贺斯静脉滴注，必要时手术止血。

（7）纠正酸中毒，5% 碳酸氢钠 100～200mL 静脉滴注，根据血气结果调节用量。

（8）纠正低血压，在以上治疗的基础上，若血压仍不稳定，选用血管扩张剂，如酚妥拉明 10～20mg，加入 100mL 液体中静脉滴注，硝普钠 50～100mg 加入 250～500mL 液体中静脉滴注，硝酸甘油 10mg 加入 250～500mL 液体中静脉滴注，<14 滴/min。

（9）防治并发症，防治肾衰竭、ARDS、MODS、MOF 等并发症。

2．休克抢救程序

（1）维护重要脏器供血供氧：畅通气道，双鼻管输氧，以流量 2～4L/min 为宜，必要时建立人工气道；体位：头与双下肢均抬高 20° 左右，对严重休克的患者应去枕平卧位；开放静脉通道或双条静脉通道；低温者保暖，高热者物理降温。

（2）迅速病因治疗：创伤性，止痛、包扎、固定，内脏破裂及早探查；失血、低血容量性，扩容（先平衡液后糖液）、输血、中分子葡萄糖苷、血浆、白蛋白等。

（3）严密观察病情，及时而详细地记录病情变化。

（4）完善各种辅助检查。

（5）补足血容量，纠正酸中毒，改善脏器灌注。

四、处置

1．止血

在创伤中主要因大出血而引起休克，控制出血量是创伤性休克急救处理的紧急措施，成年人出血量超过 800～1000mL 就可引起休克，危及生命。控制出血有六种有效止血方法。

（1）压迫止血法：针对小的创口出血。需用生理盐水冲洗消毒患部，然后覆盖多层消毒纱布用绷带扎紧包扎。

（2）指压止血法：只适用于头面颈部及四肢的动脉出血急救，注意压迫时间不能过长。①头顶部出血：在伤侧耳前，对准下颌耳屏上前方约 1.5cm 处，用拇指压迫颞浅动脉。②头颈部出血：四个手指并拢对准颈部胸锁乳突肌的中段内侧，将颈部总动脉压向颈椎。注意不能同时压迫两侧颈部总动脉，以免造成脑缺血坏死。压迫时间也不能太久，以免造成危险。③上臂出血：一手抬高患肢，另一手四个手指并拢对准上臂中段内侧压迫肱动脉。④手掌出血：将患肢抬高，用两手拇指分别压迫手腕部的尺、桡动脉。⑤大腿出血：在腹股沟中稍下方，用双手拇指向后用力压股动脉。⑥足部出血：用两手拇指分别压迫足背动脉和内踝与跟腱之间的胫后动脉。

（3）指屈肢加垫止血法：当前臂或小腿出血时，可在肘窝、膝窝内放以纱布垫、棉花团或毛巾、衣服等物品，屈曲关节，用三角巾做"8"字形固定。但骨折或关节脱位者不能使用。

（4）橡皮止血带止血：常用的止血带是 1m 左右长的橡皮管。注意使用止血带要加垫，不要直接扎在皮肤上。每隔 45 分钟放松止血带 2～3 分钟，放松时慢慢用指压法代替。上止血带的部位在上臂上 1/3 处、大腿中上段，操作时要注意使用的材料、止血带的松紧程度、标记时间等问题。

（5）绞紧止血法：把三角巾折成带形，打一个活结，取一根小棒穿在带子外侧绞紧，将绞紧后的小棒插在活结小圈内固定。

（6）填塞止血法：将消毒的纱布、棉垫、急救包填塞、压迫在创口内，外用绷带、三角巾包扎，松紧度以达到止血为宜。

2．迅速扩充血容量

抢救休克的患者首要措施是补充血容量。输液的部位应选择表浅、较粗的静脉。加快输液速度。一般需同时开放两条静脉，一条做扩容，给予少量生理盐液，以备输血或输平衡液，既能扩张细胞外液，又能兼补血容量和电解质，降低肾衰竭的发生等优点，还可输一定量的低分子葡萄糖苷或 706 代血浆等胶体液，用于维持胶体渗透压、扩容、疏通循环、增加心肌收缩力，起到抗休克的作用；另一条则为及时输入各种抢救药品，达到增加有效循环量的目的。

3．保持呼吸道通畅

迅速清除口腔及呼吸道内分泌物及异物，遇有喉头水肿或昏迷患者舌后坠可用舌钳夹出。必要时立即进行气管插管，给予氧气吸入，及时改善缺氧状态。

4．及早发现休克早期症状

要严密观察患者意识与表情。严密观察脉搏与血压的变化是抢救休克的关键。大部分休克患者均伴有呼吸频率及幅度代偿增加，当出现呼吸加深加快或变浅不规则，并出现鼻翼翕动，提示病情恶化，应严密观察及时处理。严格监测中心静脉压、尿量极为重要。体温：休克患者体温一般偏低，如患者突然体温升高表示有其他感染，要及时处理。

5．加强基础护理

室温保持在18～20℃，温度太高会增加组织的代谢率，从而增加氧气的消耗量，维持适当的舒适，减少不必要的活动，让患者充分休息。

五、注意事项

（1）避免搬运或刺激而加重休克甚至延误抢救时机。抢救创伤性休克时，要体现果断、迅速的特点。在救治中及时有效、争分夺秒地实行各项治疗，并及早发现休克的早期症状，是创伤性休克抢救成功的关键，同时还需注意预防其他并发症。应迅速建立两条静脉通道，静脉选择近心端穿刺，对穿刺另一条则可及时输入各种抢救药品。

（2）大量输液的同时，应监测中心静脉压，若中心静脉压在 1.47～1.96kPa，提示血容量过多或心脏排血量较明显减少，有发生肺水肿的危险，应立即减少其输血、输液量，酌情考虑快速使用洋地黄制剂等措施。当中心静脉压＜0.49kPa 时，提示血容量不足，应快速补充血容量，加快输液速度。

（3）多数创伤性失血患者同时伴有多处损伤、骨折、腹部脏器破裂等，需及时手术止血及清创等。对需手术的患者，应在抗休克的同时，做好必需的术前准备，休克患者应给予保暖，避免受寒，以免加重休克。

（4）休克患者应用心血管活性药，应从低浓度慢速开始，每 5 分钟监测一次血压，待血压稳定后改为每 15～30 分钟监测一次，并按药物浓度严格掌握输液速度，使血压维持在稳定状况。在用药同时严格防止液体外溢，以免造成局部组织坏死。

第六节　软组织伤害及包扎

软组织伤害主要是指人体皮肤、皮下组织、肌肉、关节遭受外来暴力撞击、强力扭转或牵拉压迫等原因引起的损伤。其主要症状是疼痛、肿胀和功能障碍。

包扎是指用绷带、三角巾、止血带等物品，直接敷在伤口或结扎某一部位的处理措施。

一、临床表现

（1）闭合性软组织伤害：是软组织损伤的一种。受钝力作用，肌肉猛烈收缩，关节活动超越正常范围或劳损等引起。损伤无裂口常见有：①挫伤；②肌肉拉伤；③关节韧带拉伤；④滑囊炎有急性和慢性损伤两种。

（2）开放性软组织伤害：包括割伤、刺伤和撕裂伤。割伤、刺伤是锐器导致的软组织损伤；撕裂伤是外力所致的软组织撕裂，伴外出血，伤口周围有挫裂。

（3）运动过程中发生的各种损伤：其损伤部位与运动项目以及专项技术特点有关。如体操运动员受伤部位多是腕、肩及腰部，与体操动作中的支撑、转肩、跳跃、翻腾等技术有关。网球肘多发生于网球运动员与标枪运动员。损伤的主要原因是：训练水平不够，身体素质差，动作不正确，缺乏自我保护能力；运动前不做准备活动或准备活动不充分，身体状态不佳，缺乏适应环境的训练，以及教学、竞赛工作组织不当。运动损伤中急性多于慢性，急性损伤治疗不当、不及时或过早参加训练等可转化为慢性损伤。

二、诊断要点

（1）凡机体组织受外力直接或间接作用，如跌打、撞击、钝挫、挤压等而引起损伤、局部肿胀、疼痛、青紫瘀斑、功能障碍以及皮肤破损、出血的挫伤者。

（2）凡因受外来的直接或间接暴力，使皮肤、皮下组织、肌肉损伤，完整性遭破坏，伴出血者（包括挫伤、割伤、撕裂伤、刺伤、压轧伤等）。

（3）检查：①损伤部位与健侧对比出现肿胀者；②损伤局部疼痛、压痛、出现不同程度的功能障碍；③由于肿胀疼痛，损伤肢体处于保护性位置上；④外伤出血（毛细血管、静脉或小动脉出血）。

三、治疗方案及原则

（1）加强局部治疗，改善伤部代谢，消除水肿，防止深痕粘连与收缩。

（2）包扎的目的：①包扎时施加压力，可起到止血作用；②扶托受伤的肢体，使患者减少痛苦，尽量保持安静；③保护伤口免受污染；④固定伤口的敷料和夹板。

（3）包扎的要求：①包扎的动作要轻、快、准、牢。避免碰触伤口，以免增加伤员的疼痛、出血和感染；②对充分暴露的伤口，要尽可能地先用无菌敷料覆盖伤口，再进行包扎；③不要在伤口上打结，以免压迫伤口而增加痛苦。

（4）包扎不可过紧或过松，以防滑脱或压迫神经和血管，影响远端血液循环。如是四肢，要露出指（趾）末端，以便随时观察肢端的血液循环情况。

四、处置

包扎技术：快速、准确地将伤口用自粘贴、尼龙网套、纱布、绷带、三角巾或其他现场可以利用的布料等包扎，是外伤救护的重要环节。它可以起到快速止血、保护伤口、防止感染，减轻疼痛的作用，它也同样适用于肩、肘、膝关节、踝关节的包扎。

（1）螺旋包扎法：适用于四肢部位的包扎，对于前臂及小腿，由于肢体上下粗细不等，采用螺旋反折包扎，效果会更好。

（2）"8"字包扎法：在关节弯曲的上、下两方，先将绷带由下而上缠绕；再由上而下呈"8"字形来回缠绕。多用于肘、膝、腕、踝、肩、髋等关节处。

（3）回反包扎法：此法为一系列的反折，第一周常在中央，以后各周分向左右两侧，直到伤口全部包盖后，再做环形包扎固定。常用于头部和断肢包扎。

（4）三角巾包扎：①头顶帽式包扎，适用于头部外伤的伤员。②肩部包扎，适用于肩部有外伤的伤员。③胸背部包扎，适用于前胸或后背有外伤的伤员。④腹部包扎，适用于腹部或臀部有外伤的伤员。⑤手（足）部包扎，适用于手或足部有外伤的伤员，包扎时一定要将指（趾）分开。⑥膝关节包扎，同样适用于肘关节的包扎，比绷带包扎更省时，包扎面积大且牢固。

（5）特殊伤的处理：①颅脑伤，颅脑损伤脑组织膨出时，可用保鲜膜、软质的敷料盖住伤口，再用干净碗扣住脑组织，然后包扎固定，伤员取仰卧位，头偏向一侧，保持气道通畅。②开放性气胸，应立即封闭伤口，防止空气继续进入胸腔，用不透气的保鲜膜、塑料袋等敷料盖住伤口，再垫上纱布、毛巾包扎，伤员取半卧位。③异物插入，无论异物插入眼球还是插入身体其他部位，严禁将异物拔除，应将异物固定好，再进行包扎。

五、注意事项

（1）对于特殊伤的处理，要掌握好救护原则，不增加伤员的损伤及痛苦，严密观察伤员的生命体征（意识、呼吸、心跳、血压）。

（2）伤后 24 小时是急性软组织损伤处理最关键的时期。软组织损伤通常伴有血管的损伤，因此损伤组织周围血液淤积，并压迫相邻组织，从而引起组织缺氧，进一步加重损伤。损伤愈合期间，组织肿胀，压力增高，可引起疼痛，导致肌肉痉挛和废用。因此，损伤早期应尽量减少损伤部位出血。

（3）抬高患肢可减少损伤部位的血流，并促进局部静脉血和淋巴液回流。

（4）各种包扎方法，均要求达到包扎完后有良好的松紧度和固定，并注意无菌操作。

第七节　肌肉损伤、脱臼及骨折处理

肌肉损伤：因创伤所致的患处肌肉疼痛、肿胀、皮下有瘀斑及瞬间运动困难。患处肌肉活动时疼痛加剧，严重者伴有韧带断裂。它包括肌肉拉伤和肌肉挫伤。前者指肌纤维撕裂而致的损伤，主要由于运动过度或热身不足造成，可根据疼痛程度知道受伤的轻重；后者由于身体局部受到钝器打击而引起的肌肉组织损伤。肌肉损伤多能活动，活动时疼痛加剧。

脱臼又称关节脱位，即组成关节各骨的关节面失去正常的对合关系。脱臼通常会造成韧带的拉扯或撕伤，严重者会合并骨折和血管、神经损伤。青壮年多见，上肢多见，脱臼时不能活动。

骨折即骨骼的完整性或连续性中断。有五大成因：直接暴力、间接暴力、肌拉力、劳损、骨病。

一、临床表现

（1）肌肉损伤：局部疼痛、肿胀、压痛，重复受伤动作时，肌肉损伤处疼痛加剧。当肌肉完全断裂时，还可能听到断裂声，或摸到凹陷处。患处能动。

（2）脱臼：有外伤史，患处局部疼痛、肿胀、关节处肿大、明显畸形，轻微活动或者着力都会有剧烈的疼痛感，而使活动不能。弹性固定和关节盂空虚是特有体征。若脱臼的骨骼压迫神经，会造成脱臼关节以下的肢体麻木；若压迫到血管，脱臼以下关节肢体摸不到动脉搏动且发紫。

（3）骨折：局部表现如下。①专有体征，畸形，反常活动、骨擦音感。②其他，局部疼痛与压痛、局部肿胀与瘀斑、功能障碍。严重者可有全身表现，休克和发热。

二、诊断要点

（1）肌肉损伤：病因＋临床表现。

（2）脱臼：病因＋临床表现。

（3）必要时 X 线检查，对确定程度、并发症等有重要作用。

（4）骨折：①剧烈的疼痛，由于骨折处的尖端刺伤周围组织的血管、神经，活动时骨折局部剧烈疼痛，并有明显压痛、肿胀。②畸形，骨折部位在肌肉的作用下，形态改变，如成角、旋转、肢体缩短等。③骨摩擦音及骨摩擦感，骨折断端相互碰触时出现的声音和感觉。严禁有意去做此项检查。④功能障碍，骨的支撑、运动、保护等功能受到影响或完全丧失。

X 线检查对确定骨折类型及选择治疗方式很有帮助，经常要拍照侧位与纵轴位象。

三、治疗方案及原则

（1）肌肉损伤：出现痛感应立即停止运动，并在痛点做冷敷处理。敷上冰块或冷毛巾，保持 30 分钟，以使小血管收缩，减少局部充血、水肿。切忌搓揉及热敷。轻度损伤不需特殊处理，经冷敷处理 24 小时后可用活血化瘀酊剂，局部可用伤湿止痛膏贴上，在伤后第一天予以冷敷，第二天热敷。一周后可吸收消失。较重的挫伤可用云南白药加白酒调敷伤处并包扎，隔日换药一次，每日 2～3 次，加理疗。

（2）脱臼：原则，复位、固定、功能锻炼。复位，分手法复位与切开复位。固定，复位后将关节固定在稳定的位置上，一般 2～3 周。固定期间起即要针对性逐步进行主动运动。

（3）骨折：骨折治疗原则，复位、固定、功能锻炼、内外用药。

对开放性骨折，不可用手回纳，以免引起骨髓炎，应用消毒纱布对伤口做初步包扎、止血后，再用平木板固定送医院处理。骨折后肢体不稳定，容易移动，会加重损伤和剧烈疼痛，可找木板、塑料板等将肢体骨折部位的上下两个关节固定起来。如一时找不到外固定的材料，骨折在上肢者，可屈曲肘关节固定于躯干上；骨折在下肢者，可伸直腿足，固定于对侧的肢体上。怀疑脊柱有骨折者，需尽快平卧在门板或担架上，躯干四周用衣服、被单等垫好，不致移动，不能抬伤者头部，这样会引起伤者脊髓损伤或发生截瘫。昏迷者应俯卧，头转向一侧，以免呕吐时将呕吐物误吸入肺内。怀疑颈椎骨折时，需在头颈两侧放置一枕头或扶持患者头颈部，不使其在运输途中发生晃动。

四、处置

首先为避免患者再度跌倒受伤，应帮助其坐下或躺下，检查是否有其他伤处，并检查远端脉搏，让病患安静，温暖并防止休克。

肌肉损伤：轻度损伤不需特殊处理。中度以上损伤应立即停止运动，亦可用绷带包扎，限制关节活动。头 24～48 小时冷敷处理，每次 10～20 分钟，敷上冰块或冷毛巾，保持 30 分钟，以使小血管收缩，减少局部充血、水肿。早期切忌搓揉及热敷。局部可用伤湿止痛膏贴上，在伤后第一天予以冷敷，第二天热敷。一周后可吸收消失。较重的挫伤可用云南白药加白酒调敷伤处并包扎，隔日换药一次，每日 2～3 次，加理疗。内服药：口服七厘散、云南白药等。肌肉拉伤的处理如下。

（1）立即处理：①休息，在 3 天内尽量不要活动，如果有必要，可用石膏固定。②冰敷，标准做法是冰敷 15 分钟，间隔 30 分钟。③加压包扎。④抬高患肢。⑤3 天内可用消炎镇痛药口服。⑥等长训练，即肌肉收缩但不产生运动，以疼痛为界限。

（2）3 天后处理：①拉伸受伤肌肉，从每次伸展 10 秒逐渐延长至每次 1 分钟，以疼痛为界限。②逐步恢复运动，但在 3 周后才能恢复全部活动。③局部热敷或和冷敷交替使用。

脱臼：基本与骨折相同。一旦发生脱臼，应嘱患者保持安静、不要活动，更不可揉搓脱臼部位。如脱臼部位在肩部，可把患者肘部弯成直角，再用三角巾把前臂和肘部托起，挂在颈上，再用一条宽带缠过脑部，在对侧脑做结。如脱臼部位在髋部，则应立即让患者躺在软卧上送往医院。固定脱臼部位是减轻疼痛的最佳方法，另用冰敷可减少患处疼痛及肿胀。如在病患可以忍痛下，立即给予复位是可取的。

骨折急救：①一般处理，凡有骨折可疑者，均按骨折处理。先快速了解伤情，首要抢救生命，处理休克、通畅气道等。②伤口包扎，止血，防止再感染。③固定，最重要。无条件时，不可轻易试行复位。固定目的：避免搬运时移动而致再损伤；止痛、防休克；便于搬运和运输。④快速运往医院。

五、注意事项

大多数严重情况是骨折、脱臼、挫伤的复合症状。任何状况下，都要严格遵守下列的注意事项。第一，没有固定的情况下不可随意搬动伤员。第二，要把患部抬高。第三，急救时冷敷患部，减少患部内出血或淋巴液的渗出现象。

骨折临时固定的注意事项：①如为开放性骨折，必须先止血、再包扎、最后再进行骨折固定，此顺序绝不可颠倒。②下肢或脊柱骨折，应就地固定，尽量不要移动伤员。③四肢骨折固定时，应先固定骨折的近端，后固定骨折的远端。如固定顺序相反，可导致骨折再度移位。夹板必须扶托整个伤肢，骨折上下两端的关节均必须固定住。绷带、三角巾不要绑扎在骨折处。④夹板等固定材料不能与皮肤直接接触，要用棉垫、衣物等柔软物垫好，尤其骨突部位及夹板两端更要垫好。⑤固定四肢骨折时应露出指（趾）端，以随时观察血液循环情况，如有苍白、发绀、发冷、麻木等表现，应立刻松开重新固定，以免造成肢体缺血、坏死。⑥夹板尽量选择平直和有一定韧性的。厚实的树皮用衬衣包裹是比较好的选择。坚韧、质轻，容易塑型。虽然，固定是第一要务，但切不可为了寻找较好的夹板而耽误第一处置时间。

脊椎骨折的发生有可能是单纯性骨折、移位，但也有可能造成严重的脊髓损伤，伤害程度不同应有不同程度的处理。

脊柱骨折一定注意要平行地搬运患者，头部骨折注意生命体征，头侧移向一边，防止呕吐物窒息气道。必要时固定舌头防止舌后坠，用手帕卷成条塞在上下牙之间的一角。

第八节　创伤处理

随着社会生产建设和交通事业日益发达，创伤发生率有增高趋势。在和平时期以重大灾害或事故等生产和交通性创伤为主。

一、处置

较重和重症创伤应从现场着手急救。

首要的则是抢救生命。在处理复杂的伤情时，应优先解决危及生命和其他的紧急问题。

急救治疗创伤的目的是修复损伤的组织器官和恢复生理功能。

例如，骨盆骨折合并尿道损伤和休克时，处理的顺序应是先抗休克，其次处理尿道损伤，然后行骨盆牵引固定。必须优先抢救的急症有：心搏骤停、窒息、大出血、开放性气胸、休克、腹部内脏脱出等。

抢救危重伤者生命的基本措施可概括为"ABC"的支持，即 airway（气道）、breathing（呼吸）和 circulation（循环）的支持。急救的初步措施和禁忌手术见表 1-1。

表 1-1　重症创伤的急救

	初步处理	急症室处理
气道	头部侧向，抬起下颌，口咽吸引，用口咽通气管	经口/鼻气管插管，气管切开或环甲膜切开
呼吸	口对口呼吸，呼吸面罩及手法加压给氧	气管插管接呼吸机支持呼吸
循环	制止心脏出血，抬高下肢，抗休克裤使用；胸外心脏按压，静脉肾上腺素注射	输液、输血，电除颤，心脏按压，胺碘酮
颅脑伤	口咽通气管，给氧	气管插管，给氧，脱水剂注射
颈椎伤	颈部长短夹板/硬领	颅骨牵引
胸部伤	开放性气胸伤口闭塞；张力性气胸穿刺排气；连枷胸肋骨骨折胸壁固定；心包填塞穿刺抽血	心包切开缝合心肌伤口；连枷胸肋骨骨折使用骨牵引/气管插管接呼吸机
腰部伤	内脏脱出伤口覆盖包扎	腹腔大出血开腹止血（钳夹、堵塞），胃肠减压，输液、输血
骨折	外固定	

（一）一般处理

（1）体位和局部制动　较重的创伤后伤员卧床休息，所取的体位应利于呼吸运动和保持伤处静脉血回流（减轻水肿），如半卧位利于呼吸、垫高受伤的下肢可减轻肿胀。受伤的局部应适当制动，可缓解疼痛，且利于组织修复。有骨折、血管损伤、神经损伤、肌腱损伤等，更应重视制动。制动可选用绷带、夹板、石膏、支架等。

（2）预防和治疗感染：凡有开放性创伤，均必须重视感染的防治。腹内、胸内组织器官受损的闭合性创伤，也需防止感染。伤口的清洁、清创术处理和闭合伤的手术处理，必须及早施行。污染较多和组织破坏较重者需选用抗生素，并用破伤风抗毒血清等。

（3）维持体液平衡和营养代谢：伤后有口渴和尿少提示体液不足时，应及时检查和输液补充。较重的伤员更可有酸碱失衡和电解质紊乱，均需予以调整。较重的创伤可造成机体静息能量消耗增加和分解代谢加速，导致体质消耗、组织修复迟滞和免疫功能降低，容易出现并发症。因此，如果伤后患者不能经口进食和消化食物，就应选用要素饮食或静脉营养法。

（4）镇痛镇静和心理治疗：选用药物镇痛镇静，使伤员可以安静休息和恢复生活起居。但成年伤员主诉疼痛可能含精神因素，不应一律给予麻醉镇痛药，要防止影响伤情辨别和用药的副作用。心理治疗也很重要，由于伤员可有恐惧、焦虑等，个别可发生伤后精神病，适当进行心理治疗，使伤员配合治疗，利于康复。

（二）闭合性创伤处理

（1）小范围软组织挫伤伤后早期可用局部冷敷，以减少组织出血。继而可用温敷和理疗，以利炎症消退。还可选用中药（以活血化瘀药为主）外敷和内服，以缓解疼痛和促使肿胀消退。

（2）骨折和脱位先行复位，继用各种固定方法制动，直至骨折初步愈合和脱位关节周围组织修复。一部分骨折需手术复位和固定。

（3）胸腔和腹腔的器官损伤大多需行紧急手术处理，因为并发细菌污染、出血、消化液漏出等，延迟处理势将造成严重的不良结果。血气胸可先行穿刺或加以引流。较轻的腹内器官损伤、无明显腹膜炎者，可暂予支持疗法，密切观察。

（4）头部伤头皮血肿先加压包扎，待血肿液化后可穿刺吸液，继续加压包扎。脑震荡和脑挫伤，需用脱水剂以防治颅内压增高症，意识障碍者还应用头部降温法。颅内血肿和颅内压增高症用脱水等疗法无效，则需手术处理。

（5）其他如挤压伤、冲击伤等各需相应的治疗。

（三）开放性创伤处理

（1）清洁伤口：通常是指"无菌手术"（如甲状腺切除术、腹股沟疝修补术等）的切口，缝合后一般都达到一期愈合。意外创伤的伤口难免有程度不等的污染，但经过处理后可使其污染减少、甚至变成清洁伤口，可以当即缝合。

（2）污染伤口：是指污染有细菌，但尚未发展成感染的伤口。一般认为伤后 8 小时以内处理的伤口属于此类。但伤口污染变成感染，不仅仅与处理时间相关。如伤口污染严重或细菌毒性强，在 4~6 小时即可变成感染，已不宜按污染伤口处理。而头面部伤口，因其局部血液循环良好，伤后 12 小时或更多时间仍可按污染伤口处理。其他部位的伤口，如果污染较少、失活组织不多（如刀刃切伤）、伤后早期注射抗生素，伤后处理时间稍迟也仍可按污染伤口处理。

处理污染伤口的方法称为清创术，目的是使其转变成或接近于清洁伤口，当即缝合或延期缝合，争取达到一期愈合。

（3）感染伤口：包括延迟处理的开放性创伤、脓肿切开、手术切口感染等，有渗出液、脓液、坏死组织等，周围皮肤常有红肿。伤口须经过换药逐渐达到二期（瘢痕组织）愈合。

（4）伤后的异物在原则上应取出。感染病灶内的异物尤其需要及早取出，使感染顺利治愈。伤口已愈合的异物，手术以前必须确定其部位和选择适当的手术途径，避免不必要的损伤。为了预防术后感染，可酌情用抗生素和破伤风抗毒血清。某些深部的异物或数量多、分散者，如果不至损及重要组织器官，可以保留和观察。

（四）功能练习

功能练习是创伤治疗的一项重要措施，因为治疗既要使组织修复，又要恢复生理功能。典型的例证是骨折治疗，如果伤后单纯行骨折复位固定，忽视功能练习，骨折虽能修复连接，但可发生肌萎缩、僵硬等，明显影响伤肢运动功能。所以，骨折部位固定制动后，即应开始被动的肌按摩和主动的肌伸缩活动；待骨折初步愈合后，逐渐增加运动量，使肢体早日恢复功能。

机体各方面的结构与功能都存在密切的互相关系，结构的病损使其功能不全、而功能废用可使其结构萎缩。例如：胃肠外营养法使用较长久，胃肠道未被利用，其黏膜就可发生改变。因此，患者需要营养支持时应尽可能及早使用胃肠营养法。总之，在创伤治疗过程中，在不干扰组织修复的前提下，积极进行功能练习，能促使伤员早日康复。

二、注意事项

（1）抢救积极，但不慌乱，保持镇定，工作有序。

（2）现场有多个伤员，组织人力协作。不可忽视沉默的伤员，因为他的伤情可能更为严重。

（3）防止抢救中再次损伤，例如移动伤员时制动不够，使骨折端损伤原未受伤的血管神经。

（4）防止医源性损害，例如输液过快过多引起肺水肿、输入不相容的血液引起溶血等。

第二章 胸痛

第一节 胸痛中心的焦点——心脏标志物

急诊应用心脏标志物的历史可以追溯到 20 世纪 50 年代。多年来，谷丙转氨酶、乳酸脱氢酶、肌酸激酶及其同工酶、肌红蛋白均是临床中常用的心脏标志物。心肌特异性标志物肌钙蛋白 T（cTnT）、肌钙蛋白 I（cTnI）的研发及成功应用于临床，可称作是 20 世纪 90 年代的标志性事件。cTnT 及 cTnI 检测结合临床特征及心电图已经成为急诊科对于疑诊急性冠脉综合征患者的早期危险分层、确诊及临床决策的基石。许多检验科无法快速（采集标本后 1 小时内）提供检验结果的医疗机构，都已开展了心脏肌钙蛋白及其他标志物的快速床旁检测。但由于 cTnT 及 cTnI 只能反映心肌坏死，近年来，学者们致力于研发能够反映心肌不可逆性坏死的缺血心脏标志物，以更早地诊断心肌坏死。目前具有前景的标志物包括缺血调节蛋白、C 反应蛋白、髓过氧化物酶、B 型尿钠肽（BNP）及其 N 末端 BNP 前体（NT-proBNP）。另外，超敏检测肌钙蛋白的研发，即检测低限较传统方法低 10~100 倍的新型试剂，因其具有特异性反映不稳定型心绞痛的轻微心脏损伤的能力，成为目前的另一关注点。其他一些可能影响肌钙蛋白检测结果的临床情况包括：肾功能不全、终末期肾病、胸部钝性创伤、肺栓塞、化疗及近期心脏手术。在这些情况下，正确解读肌钙蛋白的结果可能会存在一些困难，应考虑到与心脏标志物水平的短暂升高相关的临床过程。

目前，价值和影响力超过 cTnT 及 cTnI 的新型试剂鲜有研发，对于诊断心肌梗死而言，肌钙蛋白检测不可替代。但对于危险分层及治疗决策，其他反映炎症、心力衰竭及凝血功能的指标也可提供补充信息。一些新型标志物可能需要蛋白及分子生物学检测技术。需要注意的是，任何新型标志物在得到广泛应用前，其真正的临床价值，是能否改善临床结局和（或）降低医疗费用，必须得以证实。

目前，心脏标志物成为急性冠脉综合征诊断、危险分层及治疗决策的基础，而这一切是从 20 世纪 50 年代心肌损伤后谷丙转氨酶释放入血这一发现开始的。心脏标志物的发展经历了 20 世纪 70 年代常规检测的乳酸脱氢酶及其 LD1-LD5 同工酶和之后出现的肌酸激酶（CK）及其同工酶 CK-MB。至 20 世纪 80 年代，不依赖 CK-MB 酶活性的免疫试剂应用于临床。

急性冠脉综合征的诊断模式的真正转变出现于 20 世纪 90 年代。这期间，肌钙蛋白 I（cTnI）和肌钙蛋白 T（cTnT）广泛应用于临床，因此这个时期亦被称为"肌钙蛋白时代"。临床特征及心电图与 cTnT 及 cTnI 检测结合已经成为急诊科对疑诊急性冠脉综合征患者进行早期危险分层、确定诊断及临床决策的基石。美国国家临床生化学院（NACB）指南对于这一问题推荐意见如下（ I 级）：对于临床表现符合急性冠脉综合征的所有患者，都应检测心肌坏死的血清标志物。由于有关心脏标志物，如肌钙蛋白，诊断有效的证据非常充分，同时根据肌钙蛋白的结果对心肌梗死的再定义业已问世。

尽管肌钙蛋白对于急性冠脉综合征的诊疗意义重大，但NACB指南还是提醒临床医师，在诊疗评估过程中必须结合临床表现（病史、体检）以及心电图变化。

（一）心肌坏死标志物

（1）cTnI 及 cTnT：肌钙蛋白复合体包括 3 种结构蛋白，即肌钙蛋白 I（TnI）、肌钙蛋白 T（TnT）、肌钙蛋白 C（TnC）。肌钙蛋白复合体是心肌和骨骼肌收缩的解剖基础。而心肌特异性的单体 cTnI、cTnT 对心肌收缩的独特生理需要具有重要意义。cTnI、cTnT 具有不同于骨骼肌肌钙蛋白的氨基酸序列。因此 cTnI、cTnT 具有心肌特异性，而这正是它们成为评估急性冠脉综合征的首选标志物的重要原因。

对于疑诊急性冠脉综合征的患者而言，实验室检测指标通常用于以下情况：病情监测、明确诊断、预后判断和指导治疗。实际上能够应用于以上所有情况的检测指标并不多见，而任何诊断措施，如果不能独立影响治疗决策及临床结局，那么其应用价值就是有限。正是基于强有力的临床证据支持，cTnI 及 cTnT 已经广泛应用于急性冠脉综合征患者的确诊、危险分层及临床决策。

（2）心肌梗死的诊断：肌钙蛋白是疑诊急性冠脉综合征患者进行确诊心肌梗死的首选指标。临床医师必须牢记，肌钙蛋白往往在心肌坏死数小时才出现于外周循环中。因此，标本采集时间非常重要。通常，在患者就诊时首次采集后，应根据临床情况进行系列检测。对大多数患者而言，首次采集血样后 6～9 小时需再次检测。如果急性冠脉综合征的诊断仍不能排除，则需进一步检测。如果症状出现在 24 小时内，任何一次肌钙蛋白检测水平高于临界值，都提示心肌梗死的发生。而观察肌钙蛋白水平的升降有助于判断心肌损伤发生的时间。

以参考对照（正常）人群分布的 99 白分位数作为 cTnI 或 cTnT 危险水平临界值，可能在某种程度上会引起一些混乱和差别。主要是由于肌钙蛋白试剂生产厂商并未应用统一系列样本作为对照，不能保证反映对照人群的特点。目前，临床医师及检验科人员应综合考虑当地人群、团队研究结果以及应用某种特定肌钙蛋白试剂的经验，共同确定肌钙蛋白的临界值。

虽然 cTnI、cTnT 只在心肌中存在，但肌钙蛋白升高并不只见于急性冠脉综合征。以下列出了常见的引起肌钙蛋白升高的其他情况。虽然 cTnI、cTnT 假阳性升高亦有报道，但随着试剂的改进，这些情况相对少见。临床出现 cTnI 或 cTnT 水平升高时，一般应考虑心脏原因导致，但病因绝非仅限于急性冠脉综合征。

常引起肌钙蛋白升高的其他情况：①创伤（包括射频消融、起搏治疗、ICD 放电、心脏复律、心内膜活检、心脏手术、房缺封堵术后）；②充血性心力衰竭（急性或慢性）；③主动脉瓣疾病，肥厚型心肌病伴显著左心室肥厚；④高血压；⑤低血压，常伴有心律失常；⑥危重患者，尤其伴有以下情况，糖尿病、呼吸衰竭、消化道出血、全身感染；⑦药物中毒，如多柔比星、氟尿嘧啶及赫赛汀，蛇毒及一氧化碳中毒；⑧甲状腺功能低下；⑨冠状动脉舒缩功能异常，冠状动脉痉挛；⑩心尖球囊综合征、人微小病毒 B19、川崎病、结节病、天花接种；⑪炎症性疾病，心肌炎；⑫PCI 后；⑬肺栓塞、严重肺动脉高压；⑭全身感染；⑮烧伤，尤其是全身烧伤面积＞30%；⑯淀粉样变性、血色病、肉样瘤病、硬皮病；⑰神经系统急症，急性脑血管事件、蛛网膜下腔出血；⑱横纹肌溶解伴心肌损伤；⑲移植血管；⑳全身衰竭状态。

对于临床医师和检验人员而言，了解肌钙蛋白检验试剂的特性十分重要，必须充分了解当地医疗机构中应用的各种检验试剂，其中最为重要的是了解各种试剂准确诊断的临界值，即以参考对照人群分布 99 百分位确定的临界值。另外的问题是，必须明确可能引起肌钙蛋白检验结果假阳性或假阴性结果的干扰因素。这些因素包括：风湿性因素、人抗小鼠抗体、嗜异性抗体以及其他可能影响免疫反应的蛋白质。试剂的其他特点，如对样本的要求、时间和温度对于检测的稳定性的影响，也同样需要明确。同时，确立每种生物标志物的抗原抗体反应识别位点十分重要，肌钙蛋白试剂的设计应针对肌钙蛋白分子特定的抗原位点，如 cTnI 化学结构 41～49 氨基酸结合位点稳定、较少受到干扰。心脏损害生物标志物临床化学标准委员会国际联盟近来对心脏标志物检测的技术要求进行了更新，临床医师和检验人员应共同保证医疗机构肌钙蛋白检测试剂的时间稳定性，而保证稳定性的策略之一是对于相关浓度检测范围进行常规质量控制。

（3）早期危险分层：cTnT 及 cTnI 同时还是急性冠脉综合征患者早期危险分层的首选标志物，所有疑诊急性冠脉综合征的患者均应检测。大量证据显示，肌钙蛋白升高的急性冠脉综合征患者属于高危，其不良事件发生率是肌钙蛋白阴性者的 3 倍多。更为重要的是，除了年龄、ST 段压低、心力衰竭等其他临床指标之外，肌钙蛋白也是判断患者预后的独立指标之一。另外，一个荟萃分析结果显示，CK-MB 正常而肌钙蛋白升高的患者的风险增加，这一证据更进一步显示出肌钙蛋白作为急性冠脉综合征标志物的优势。但研究显示，cTnT 及 cTnI 对于急性冠脉综合征的风险评估价值相同。

研究发现，急性冠脉综合征患者的临床表现明显提示属于死亡和再发缺血事件的高危人群，有时其肌钙蛋白水平会在正常范围或接近正常高限。这也部分说明，以对照人群的 99 百分位数作为临界值诊断心肌梗死颇为合理。同理，判断高危患者的肌钙蛋白临界值，应该是对照人群 99 百分位数的肌钙蛋白水平峰值。临床工作中，就诊时应该检测肌钙蛋白，另外需要根据临床情况动态监测。一般于 6～9 小时后复查，必要时需反复检测。

（4）临床决策：研究已证实，一些干预措施对肌钙蛋白阳性患者有益，对肌钙蛋白阴性患者则不然。因此，临床医师应该考虑为肌钙蛋白浓度升高的高危急性冠脉综合征患者提高干预级别。

早期介入治疗已被证实对于肌钙蛋白阳性的患者有益。研究显示，对于肌钙蛋白阳性的急性冠脉综合征患者而言，与保守药物治疗相比，早期（4～48 小时）冠状动脉造影及血运重建（必要时）可使心肌梗死或死亡的风险降低55%。因此用肌钙蛋白水平来指导早期冠状动脉造影及血运重建的应用，可能会改善临床结局。

对于肌钙蛋白阳性的急性冠脉综合征患者，介入治疗 24 小时前给予血小板 IIb/IIIa 受体拮抗剂（GPIIb/IIIa）的有效性已被证实。研究结果显示，不同的 GPIIb/IIIa 受体拮抗剂均可使肌钙蛋白阳性的急性冠脉综合征患者发生心肌梗死或死亡的风险降低70%，而对于肌钙蛋白阴性的急性冠脉综合征患者却无益处。因此，以肌钙蛋白作为介入治疗 24 小时前是否应用 GPIIb/IIIa 的评价工具可使患者获益。

同样，研究也证实，低分子肝素抗凝治疗能够使肌钙蛋白阳性的急性冠脉综合征患者获益。与普通肝素相比，低分子肝素可以使 cTnI 升高患者的死亡、心肌梗死或再发缺血事件的风险降低50%。而对于肌钙蛋白阴性的患者，依诺肝素并不优于普通肝素。因此，肌钙蛋白阳性可作为急性冠脉综合征患者使用低分子肝素治疗的有效指标。

（5）CK-MB：肌钙蛋白问世以前，CK-MB被认为是诊断心肌梗死的金标准。在20世纪70—80年代早期，主要采用电泳分离法或其他酶活性试剂检测CK-MB的活性，但这种方法并不敏感且准确性欠佳，同时也依赖CK-MB转化底物的能力。至20世纪80年代中期，新的质量测定法问世，即采用免疫法测定蛋白含量，而不再依赖酶的活性。新近的指南明确指出CK-MB已经过时，不宜再作为诊断心肌梗死的心脏标志物。但指南同时指出，当没有条件检测肌钙蛋白时，质量测定法检测CK-MB仍可作为备选的替代指标，但是同样需要根据临床情况动态监测，一般于就诊时和6～9小时后重复检测。

实际上，CK-MB测定类似于肌钙蛋白测定，因此能够测定CK-MB的工作平台同样可以测定肌钙蛋白，故cTnT及cTnI常常可替代CK-MB成为心肌梗死早期危险分层、确诊及临床决策的首选工具。

需要注意的是，多种心脏标志物的检测（例如肌钙蛋白与CK-MB联合检测）对于心肌梗死的诊断并无必要而不被推荐。如前所述，荟萃分析的结果显示CK-MB正常而肌钙蛋白升高的患者具备更多的危险性。说明肌钙蛋白作为急性冠脉综合征标志物的优势。过去几年，急诊科CK-MB的应用逐渐减少，而代之以cTnT及cTnI检测。

（6）肌红蛋白：在20世纪80—90年代，肌红蛋白开始应用于临床。由于心肌梗死后肌红蛋白往往较CK-MB及肌钙蛋白更早释放入血，因此具有早期诊断或排除心肌梗死的价值。但肌红蛋白最大的问题在于除心肌组织之外，它还广泛地存在于骨骼肌中，缺乏特异性。但由于其分子量小以及心肌坏死后浓度快速升高的特性，故被认为是一种早期排除心肌梗死的心脏标志物，而肌红蛋白联合其他心肌特异性标志物（CK-MB或肌钙蛋白）已被证实有助于早期排除心肌梗死。但随着肌钙蛋白检测的准确性及应用指征的改进，肌红蛋白已日渐落伍。近期指南指出，肌红蛋白联合肌钙蛋白可作为症状发作6小时内心肌梗死的早期诊断工具，NACB对于肌红蛋白检测给出的推荐意见是Ⅱb级。但即使Ⅱb级推荐也可能高估了肌红蛋白对于急性冠脉综合征的诊断价值。随着肌钙蛋白检测技术的不断改进以及其对于心肌梗死诊断和危险分层的推广应用，肌红蛋白现已面临被淘汰。

（二）心肌缺血和危险分层心脏标志物

肌钙蛋白作为心脏生物标志物的核心，已经应用于所有疑诊急性冠脉综合征的患者，但它反映的是心肌已经发生了不可逆性坏死。研究表明，肌钙蛋白阴性的急性冠脉综合征患者，首次症状出现后6个月内，不良事件的发生率仍可达7%。有证据显示，40%～60%的急性冠脉综合征患者并不会发生心肌梗死。因此，反映早期心肌缺血或其他机制导致心肌损伤的其他生物标志物更具临床价值。一些指标可能提供单纯应用肌钙蛋白及心电图进行风险评估之外的信息。研究表明，一些反映心肌缺血或其他机制导致心肌损伤的指标具备非常广阔的应用前景，这些指标在缺血及危险分层方面已经显示出其临床价值。

（1）缺血修饰白蛋白（ischemia-modified albumin，IMA）：研究表明，心肌缺血导致的氧化应激及其他生理过程可以使循环中白蛋白结构发生改变，称为缺血修饰白蛋白（IMA）。研究显示IMA与外源钴离子的结合能力减弱，故后来采用白蛋白-钴结合试验来检测IMA。目前，IMA检测用于评估心肌缺血及危险分层已获 FDA 批准。其主要用途在于出院前风险评估，对于非典型心肌缺血性心电图改变、肌钙蛋白阴性及 IMA 阴性的患者可考虑安排其出院。

一项旨在评估 IMA 对于急诊科疑诊急性冠脉综合征患者的识别敏感性及阴性预测值（NPV）的荟萃分析表明，联合应用以下指标即非典型心肌缺血性心电图改变、肌钙蛋白阴性、IMA 阴性，对于评估敏感性为 94.4%，NPV 为 97.1%。而对于长期临床结局，其敏感性和 NPV 分别为 89.2% 及 94.5%。

虽然证据表明 IMA 对于急诊科早期诊断急性冠脉综合征及危险分层具备一定的应用前景，但一些问题仍亟待解决，例如，IMA 阳性无法区分不稳定型心绞痛及心肌梗死。若研究能够明确 IMA 在急性冠脉综合征决策流程中的价值，将为其临床应用增添新的亮点。尽管 IMA 仍具有很多局限性，但仍有指南推荐，可联合应用 IMA、心电图及肌钙蛋白结果用于急诊低危急性冠脉综合征患者的排除诊断。

（2）髓过氧化物酶（MPO）：MPO 是体内催化氯化物及过氧化氢发生反应而产生次氯酸盐的一类生物酶，它主要存在于髓系细胞（主要是中性粒细胞和单核细胞）的嗜苯胺蓝颗粒中。一方面急性炎症反应时，MPO 释放，其化学产物次氯酸盐对于抗炎以及清除坏死组织十分必要，因而对机体有益。但另一方面，次氯酸盐与 LDL 氧化应激有关，可能会导致冠状动脉斑块周围胶原组织降解，导致斑块溶解，增加斑块破裂及冠状动脉事件发生的风险。

许多研究显示，血清 MPO 升高的急性冠脉综合征患者不良事件风险增加。一项急诊科进行的研究显示，随着 MPO 血清浓度升高，30 天及 6 个月主要不良事件发生的风险均增加。更为重要的是，对于肌钙蛋白阴性的患者而言，MPO 浓度升高可使不良事件发生的风险增加 4.4 倍。

目前，FDA 已经批准了一种 MPO 试剂用于急性冠脉综合征的辅助诊断及危险分层。需要注意的是，现在临床应用的 MPO 检测试剂并不统一，有的试剂检测 MPO 活力，有的试剂应用免疫法检测 MPO 浓度。另外，MPO 升高并不一定意味着心肌缺血，其他临床情况，如感染、炎症及浸润性疾病等都会导致 MPO 升高。鉴于一些有关 MPO 的研究显示了其具备一定的应用前景，因此有理由期待理想的 MPO 检测试剂近期问世。

（3）高敏 C 反应蛋白（hs-CRP）：研究表明，动脉粥样硬化为一炎症反应过程，同时炎症对斑块稳定有着非常重要的影响。通常，粥样斑块的纤维帽可将斑块脂质核心中促凝物质与血液循环中的血小板及其他促凝蛋白隔离，因而具有保护作用。但炎症反应可使血管内皮功能紊乱，斑块"软化"，削弱纤维帽的保护作用，加速斑块的破裂。虽然研究表明，MPO、血清淀粉样蛋白 A、白介素（IL）-6 以及其他一些炎症因子参与了冠状动脉斑块的炎症反应，细胞黏附分子也被证实为急性冠状动脉事件的预测因子，但急性炎症反应因子 CRP 仍然是临床关注的焦点。

研究显示，急性冠脉综合征患者由于心肌坏死引起的炎症反应，可使血清 CRP 显著升高。但是，急诊科就诊的许多非心肌梗死患者同样也可出现 CRP 升高，另外 CRP 与冠状动脉事件风险之间的关系尚无定论。目前许多研究显示，hs-CRP 对于急性冠脉综合征患者的短期和长期临床结局均具有独立的预测价值。需要强调的是，对肌钙蛋白阴性患者，hs-CRP 似乎可以提供预后判断的价值。令人感兴趣的另一点是，作为预后判断工具，hs-CRP 似乎对死亡的预测较为有力，而与再发心肌梗死关系并不紧密。

除了肌钙蛋白，hs-CRP 对于疑诊急性冠脉综合征患者的风险评估可能具备一定的作用。但是，根据 hs-CRP 进行临床干预能否获益尚不明确，因此临床不应单纯依靠 hs-CRP 检测而做出决策。

（4）B 型尿钠肽（BNP）和 N 末端 BNP 前体（NT-proBNP）：BNP 是具有强大生理功能的心脏激素，其主要作用包括利尿、血管扩张和拮抗肾素-血管紧张素-醛固酮系统（RAAS）的活化。心肌缺血可导致 BNP 的合成和释放增加。心肌细胞在血流改变产生的压力作用下，尤其是室壁张力增高时，释放 BNP 和 NT-proBNP。心室舒张功能受损引起的非收缩性心室功能衰竭是心肌缺血的早期症状之一，且这一过程往往先于心绞痛和心电图改变的发生。研究显示，BNP 和 NT-proBNP 水平升高与不稳定型心绞痛患者死亡密切相关。这些均说明单纯的心肌缺血即可刺激心肌细胞 BNP 合成增多。

众多研究均表明，BNP 和 NT-proBNP 与非心肌梗死的急性冠脉综合征患者预后密切相关。而对于心肌梗死患者而言，BNP 和 NT-proBNP 的升高幅度对于患者死亡和心力衰竭的发生具有独立于其他预测指标之外的预测价值。通常情况下，心肌梗死后血浆 BNP 水平快速升高，并在 24 小时达到峰值。在 40 小时后仍能够检测到 BNP，其水平高低与死亡风险之间的联系清晰可见：BNP 浓度较低时死亡率 $<1\%$，而 BNP 处于高水平时死亡率可高达 15%（$P<0.0001$）。不仅 BNP 如此，NT-proBNP 也具备同样的预测价值，且这一结论已被许多临床试验和社区队列观察性研究和资料证实。值得注意的是，对于没有心力衰竭症状的患者，BNP 和 NT-proBNP 还有助于确定可能发生死亡和心力衰竭的高危患者，因此可作为肌钙蛋白预后评估作用的补充。

除了肌钙蛋白，BNP 和 NT-proBNP 可作为临床症状符合急性冠脉综合征的患者进行风险评估的又一工具。但是，根据 BNP 和 NT-proBNP 进行临床干预能否获益尚不明确，因此急性冠脉综合征患者的临床决策不应单纯依靠 BNP 和 NT-proBNP 检测。

展望：目前令人失望的是，还没有一个理想的特异性反映心肌缺血的心脏标志物问世。许多生物标志物被证实与不良事件风险增加相关，但并不能够作为预测心肌缺血的有效指标。许多生物标志物具有良好的阴性预测值（NPV）。高 NPV 具有一定的临床应用价值，例如 D-二聚体用于急诊科肺栓塞的低危患者的排除诊断。任何标志物的重要性在于其对于治疗的指导作用，而对于有关心肌缺血标志物在这一领域应用价值的探索仍未获得结论。虽然特异性欠佳，但将来联合使用这些指标反映急性冠脉综合征的病理生理机制可能较具前景。但联合应用必须谨慎，必须证实它们确实有助于临床工作，特别是能够提供独立于肌钙蛋白、心电图及临床表现之外的信息。

反映心肌缺血和危险分层的标志物，其心脏特异性均不理想，现在热点已转向极低浓度肌钙蛋白检测，即研发敏感性较目前应用的试剂高 10～100 倍的新型试剂。这将有助于发现心肌缺血和不稳定型心绞痛所致的微量心肌损伤，从而使更有效的危险分层，甚至诊断不稳定型心绞痛成为可能。目前，包括 Singulex（Alameda，CA）和 Nanosphere（Northbrook，IL）在内的许多企业已经致力于"高敏"肌钙蛋白试剂的研发。

（三）心脏标志物的床旁快速检测

心脏标志物的床旁快速检测（point-of-care testing，POCT）是指在患者床旁进行心脏标志物的检测。临床工作中，检验中心往往不能快速、及时地满足临床对检验结果的需求。与检验中心相比，POCT 价格较贵，而且增加急诊工作量。因此，所有机构仍首选在检验中心进行心脏标志物检测，而不是花费人力进行昂贵的 POCT 检测，POCT 往往是最后的选择。虽然尚无明确证据表明快速得到肌钙蛋白结果能够改善临床结局，但更快得到检验结果有助于加快临床决策和患者的分流进程。目前的指南推荐，检验科应于急诊采血后 1 小时内报告心脏标志物结果，30 分钟内报告则更为理想。这里提出的时间是指采血至主管医师获取检验结果之间的时限。另外，若医疗机构检验中心不具备能力在 1 小时内提供心脏标志物检验结果，则推荐实施 POCT。

急诊科领导、医院管理者及检验科应该共同制订加速心脏标志物检验结果报告的流程。大多数情况下，检验科应负担起 POCT 或在急诊区域临时检测的责任。因此，检验科必须选择和维护检验设备，保证检验人员的资质，以及为保证监测需求的依从性而随时调整相关文件。虽然心脏标志物检测强调回报时间，但各指标，尤其是肌钙蛋白的检验质量，决不会因在检验中心外进行而降低。所以 POCT 和检验中心相关试剂的单位必须一致，而且应提供相似的检验结果。如果两者检验项目试剂单位不同，其提供的检验结果应该分类保存于患者的病历中，并加以注解，以避免患者就诊于其他医疗机构时发生医疗差错。虽然定性检测可提供有价值的临床信息，但仍强烈推荐床旁检测时使用定量检测。

尽管心脏标志物检测常常以缩短运送标本和获取结果的往返时间作为焦点，但检测的质量，尤其是肌钙蛋白，必须不能因为是在中心实验室外检测而受到影响。对同一标本，POCT 应与中心实验室得到的结果相同，但在实际检测中这一结果会存在一定的差异。因此，在临床工作中，应将不同方法检测得到的结果分开记录，并对差别进行解释，以尽可能地减少患者在病区转换时的医疗误差。同时要认识到质量控制系统能够提供有用的信息，对定量的结果应强烈推荐 POCT。

各医疗机构应该建立和健全包括急诊科、检验科、心内科、一线医护人员及医院管理人员在内的强有力的多学科合作制度，这对于有效应用质量保证系统，保证执行指南的依从性，减少医疗差错，提高疑诊急性冠脉综合征患者的诊疗质量都十分重要。合作制度中最重要的部分是保证及时准确报告肌钙蛋白及其他标志物的检验结果。实现这一目标最为重要的方法是在临床医师和检验人员之间建立关于肌钙蛋白检验信息的互知互动。

（四）影响心脏标志物检测的临床因素

很多临床情况可能影响或限制心脏标志物在疑诊急性冠脉综合征患者中的应用。如前所述，并无证据显示 cTnT 及 cTnI 可从心肌外组织释放。因此，肌钙蛋白浓度超过对照人群分布的 99 百分位数，应认为发生了心肌损害。但并非肌钙蛋白水平升高都反映心肌缺血事件。需要谨记的是，当心脏标志物检验结果与临床情况不符时，临床医师应就这一问题与检验人员进行沟通讨论。

（1）肾功能不全及终末期肾病（ESRD）：很多 ESRD 患者会出现肌钙蛋白水平升高，这提示心肌损伤可能为急性、慢性或两者兼而有之。鉴别急性或慢性心肌损伤十分重要，因为两者的临床意义截然不同。两者最为重要的鉴别点在于，如果 cTnT 及 cTnI 的结果呈动态演变过程，往往意味着急性心肌损伤，提示心肌梗死的发生。肌钙蛋白急性升高，常表现为 6～9 小时内复查时升高>20%，借此与慢性升高鉴别。研究显示，与肾功能正常的急性冠脉综合征患者相比，肌钙蛋白急性升高的 ESDR

患者，其死亡率可升高 3 倍。因此，指南中推荐对于此类患者应进行药物或介入干预。

对于 ESDR 患者而言，肌钙蛋白慢性升高同样是预测不良预后的因子。有趣的是，一方面，ESDR 患者 cTnT 升高的发生率为 82%，明显高于 cTnI 升高的发生率（根据试剂不同为 5%～15%），虽然 cTnT 及 cTnI 都是危险的预测因子，但 cTnI 对于 ESDR 患者的价值有限。另一方面，cTnT 水平升高与冠状动脉弥漫性病变明显相关，且为死亡的独立预测因子。FDA 明确将 cTnT 作为 ESDR 患者的心脏标志物，并且 cTnT 对于危险分层及预测全因死亡都具有价值。这亦得到肾脏疾病预后质量倡议的认可。然而，如果没有合并心肌缺血，对于肌钙蛋白慢性升高的 ESDR 患者，尚无特别的干预措施能够减少其心血管风险。

对于有症状（例如急性胸痛）、心电图改变或其他提示心肌缺血临床证据的肾衰竭患者，NACB 指南指出应检测肌钙蛋白以进一步评估。另外，对于基线肌钙蛋白水平升高的 ESDR 患者，需动态检测，若肌钙蛋白值升高超过 20% 可诊断为急性心肌梗死。FDA 同时明确 cTnT 可作为 ESDR 患者死亡风险评估的辅助工具。

（2）胸部钝性创伤：肌钙蛋白似乎还是胸部钝性创伤导致心肌坏死的敏感预测指标。近来，一项荟萃分析就这一问题进行了深入探讨，该研究共纳入 6 项有关胸外伤且怀疑合并心脏损伤的试验。由于目前诊断心脏创伤的金标准仍未确立，因此评估肌钙蛋白及其他手段对于心肌损伤的检测力度仍有困难。然而，该研究发现，与心肌梗死相比，肌钙蛋白诊断心脏创伤，其诊断窗口小，且升高时间更早。因此应在就诊时和 4～6 小时后分别采血检测肌钙蛋白。总之，肌钙蛋白水平异常升高似乎是心脏损伤的良好指标。

（3）肺栓塞（PE）：确诊肺栓塞且肌钙蛋白升高者往往预后更差。有一项研究显示，对于肺栓塞而言，如 cTnI≤0.6μg/L，其死亡率是 4.8%；如 cTnI＞0.6μg/L，死亡率则高达 36%。而另一项研究表明，cTnT＞0.1μg/L 的肺栓塞患者，其住院死亡率为 44%；若 cTnT＜0.1μg/L，其住院死亡率为 3%。然而，如何有效治疗合并肌钙蛋白水平升高的肺栓塞仍不清楚。若肺栓塞合并肌钙蛋白呈阳性，其死亡率远远高于心肌梗死患者（合并心源性休克者除外），因此识别和确诊肺栓塞十分重要。

（4）化疗：有些化疗药物，如柔红霉素，可能导致心脏损伤，因此化疗患者肌钙蛋白水平可能升高。研究显示，化疗患者肌钙蛋白阳性，往往预示着其发生心力衰竭的风险增加。近来有研究表明，血管紧张素转换酶抑制剂可以显著降低这类患者心力衰竭的发生率。尽管已知心脏毒性的化疗药物可导致心肌损伤，引起肌钙蛋白升高，而且预示着发展为心力衰竭的风险，但除使用柔红霉素外，目前并不建议对使用其他化疗药物的患者常规检测肌钙蛋白。

（5）新近心脏手术：心脏介入技术问世 30 年来，关于手术过程导致心肌损伤的争论从未停止，其报道发生率介于 14%～48%。发生率变异如此大的原因可能包括：不同肌钙蛋白试剂及参考值的差异、血运重建的指征、术式以及患者个体因素。但所有研究均表明，介入术后肌钙蛋白或 CK-MB 水平升高与主要不良事件发生率有关，即使 CK-MB 水平轻微升高，也与 6 个月死亡率增加相关。确切机制不明。介入手术过程中心肌灌注减少可能是术后肌钙蛋白升高的原因，而灌注减少同样可以解释不良事件发生率的增加。

关于介入治疗导致心肌损伤的机制和解释存在很多争议，主要原因在于许多研究中纳入的患者在介入术前并未检测基础肌钙蛋白水平。近来有资料显示，也许正是介入术前肌钙蛋白升高产生了临床风险，而并非介入手术本身。这一推测来自以下分析：经过对术前肌钙蛋白水平校正后，术后肌钙蛋白升高的显著性消失。

如果未发生急性心肌梗死，评估介入手术导致心肌损伤的实用方法是分别于手术前后检测 cTnT 及 cTnI 以确认是否存在新的心肌损伤。虽然介入术后肌钙蛋白升高，认为发生了新的心肌损伤，但反映不良事件风险增加的肌钙蛋白临界值仍未确立。

对于 CK-MB 而言，由于其敏感性较差，手术前后的轻微升高可能无法检测到，但基础 CK-MB 值可预测风险。早期指南认为 CK-MB 增长 3 倍有意义，欧洲心脏病学会（ESC）介入心脏病学工作组推荐 CK-MB 的临界值为正常上限的 5 倍。

（6）再发心肌梗死：连续检测心脏标志物水平并根据其特征性升降特点可诊断心肌梗死的发生。当心肌梗死诊断确立后，继续监测心脏标志物，对于确认再发心肌缺血甚至再发心肌梗死仍具价值。当临床怀疑再发心肌梗死发生时，应该立即采血检测心肌缺血标志物。

NACB 指南指出，CK-MB 是早期发现再发心肌梗死的优选生物标志物，而肌钙蛋白水平由于初次心肌梗死仍处于升高状态。显而易见的是，再发心肌梗死早期肌钙蛋白水平仍有可能升高。近来有资料表明，肌钙蛋白与 CK-MB 可提供同样有价值的信息，但与 CK-MB 相比，利用肌钙蛋白诊断再发心肌梗死仍存在许多问题。除此之外，还没有研究说明不同的 cTnI 检测方法是否能得出相同结论。cTnT 双峰模型分布的动力学特点也有可能影响其对再发心肌梗死的诊断效力。CK-MB 在心肌梗死后 48～72 小时降至正常水平，因此有助于鉴别初次心肌梗死后 72 小时至 2 周内的再发胸痛，而这一时间段肌钙蛋白往往仍处于升高的水平。联合检测 CK-MB 和肌钙蛋白有助于确定再发心肌梗死的时间。因此，心肌梗死后肌钙蛋白水平的衍变的具体特点如何，肌钙蛋白和 CK-MB 在心肌梗死后同时升高对于诊断再发心肌梗死的效力怎样，CK-MB 在急性心肌梗死患者治疗中是否仍具有价值，对这些问题十分有必要进行进一步研究。通常，再发心肌梗死的诊断需满足以下条件：当第二次采血检测的标志物水平较第一次升高超过 20%，对于大多数肌钙蛋白试剂而言，相当于超过标准差的 3 倍以上，而且肌钙蛋白必须超过诊断心肌梗死的 99 百分位数。

应用生物标志物诊断早期再发心肌梗死（＜18 小时）的具体数值仍无法确立，因为这些标志物水平已处于升高状态。虽然如此，指南并不推荐在这些标志物恢复正常水平后继续进行常规监测。

（五）新一代多项标志物联合检测

过去常通过联合检测肌钙蛋白和（或）CK-MB 及肌红蛋白，用于早期诊断心肌梗死并进行早期干预。一些研究也证实，联合检测，尤其是 2 小时后复查，对于早期排除心肌梗死诊断具有价值。一些学者提倡早期检测肌钙蛋白及其他心肌坏死的标志物，虽然这一快速诊断流程并不为指南认可，但从治疗决策的角度考虑，这种流程也未尝不可。近年来，心肌梗死的再定义、危险分层的进展以及肌钙蛋白超敏感试剂的研发，促使大家认识到肌钙蛋白、CK-MB、肌红蛋白的联合检测试剂的实用价值有限，因此需要做出调整。

多项标志物联合检测面板的新时代已经来临，应用多项标志物联合检测面板进行危险分层和个体化干预，能够反映急性冠脉综合征病理生理机制，这应成为今后发展的潮流。很多证据表明，采用多种心脏标志物检测来反映不同机制导致心肌损伤，该策略有助于风险评估。目前，研究较多的标志物包括：肌钙蛋白、hs-CRP、BNP 及 NT-proBNP。随着新型标志物的研发以及新型治疗技术的问世，多项标志物联合检测用于风险评估及临床决策，对于改善急性冠脉综合征患者的预后方面具有积极意义。

（六）展望

就诊断心肌坏死或心肌梗死而言，没有哪项指标的重要性及临床价值可与 cTnI 或 cTnT 媲美。而且，肌钙蛋白的诞生直接导致了心肌梗死定义的更新，因此很难想象有任何标志物可以取代肌钙蛋白的地位。

对于急性冠脉综合征的危险分层，肌钙蛋白、BNP 或 NT-proBNP 以及其他指标，分别提供独立和相互补充的临床信息。如何运用这些标志物还需要更多的前瞻性临床试验提供证据。但需要强调的是，只有证实这些指标的确能够影响治疗并改善临床预后、减少医疗花费，才能明确其临床价值。

目前，仍渴望开发出新的反映心肌缺血的特异性生物标志物。超高敏肌钙蛋白试剂，即其敏感性较目前应用的试剂高 10～100 倍，能够检测到极低水平的肌钙蛋白，这一技术或许为新型心脏标志物的希望所在。肌钙蛋白急性升高并高于正常峰值有助于发现微小心肌损伤。当然，能够确认这种升高与临床结局之间的联系更为必要。

在过去几年里，在心脏标志物的蛋白水平、代谢过程及分子诊断技术方面取得了极大的进展。虽然这些进展尚未对目前的临床工作产生影响，但在不远的将来，这些发现必将改变现行的临床路径。急性冠脉综合征对于社会的影响而言，无论从人文及经济方面，均超过其他任何一种疾病，其实验室诊断将始终是备受关注的焦点问题。

第二节　胸痛的危险评分系统

目前已经有多项系统根据病史、体格检查以及心电图和心脏标志物对冠心病患者进行危险分层。临床上常用的 Goldman 危险评分、ACI-TIPI、人工智能网络、TIMI 危险评分等，这些评分系统有助于识别急性冠脉综合征的高危人群。但是在这些系统中，还没有一个评分系统可以用于风险低于 1% 的患者，以作为这些患者安全离开急诊室的标准。GRACE 和 PURSUIT 评分系统能帮助临床医师对不稳定型心绞痛患者进行危险分层，但原因不明的胸痛患者能否获益尚不明确。

目前已经有多项系统根据病史、体格检查以及心电图和心脏标志物对冠心病患者进行危险分层。以下将详细介绍几种最常用的评分系统。

（一）Goldman 危险评分

Goldman 危险评分最初源自大样本急诊胸痛患者的回顾性研究，但该系统得到了前瞻性的验证，并且成为一项有价值的初始危险分层工具。值得强调的一点是，该评分系统主要依据患者的胸痛特点和心电图表现。Goldman 危险评分根据患者发生急性心肌梗死的风险，将患者分成不同亚组，其风险范围为 1%～77%。这项评分预测急性心肌梗死的敏感性为 88%～90%，特异性为 78%～92%，但该系统不能识别发生急性心肌梗死风险<1%的患者，不足以作为患者离开急诊的排除标准，而且这项评分系统并未纳入心脏标志物的结果。即使是第一次肌钙蛋白阴性，仍有 5% 的患者在 30 天之内发生不良结局，因此也限制了将 Goldman 危险评分和单次心脏标志物的结果作为患者离开急诊的标准。然而，Goldman 危险评分在判断患者是否需要监护治疗、心血管并发症及判断预后方面具有重要价值，可以帮助临床医师做出是否需要将患者收住 CCU 和临时留观单元等处置决策。

心电图出现 ST 段抬高或 Q 波形成时，同时出现其他提示心肌缺血的 ST-T 改变、收缩压降低、双肺底湿啰音或缺血性心脏病急性加重，均提示发生了并发症。虽然不能将这一系统作为预测患者离院回家的前瞻性指标，但可作为判断是否收住监护病房的独立预测指标，能减少 16% 的重症监护病房收住率，从而节约了医疗资源。

（二）急性心肌缺血的预测工具（非时间依赖性）（ACI-TIPI）

急性心肌缺血预测工具（非时间依赖性）（ACI-TIPI）是一种结合心电图的电脑工具，用于在初始评估时预测患者急性冠脉综合征的可能性。该评分系统主要是将患者的几个方面特征结合起来进行综合分析，包括患者的年龄、性别、是否有胸痛或左侧上肢疼痛，胸痛或左侧上肢疼痛是否为主要症状，以及各种心电图的改变：病理性 Q 波、ST 段抬高或压低及其程度、T 波高尖或倒置等。共纳入 5496 例患者的 4 项研究表明，此评分结合内科医师的临床判断，诊断急性冠脉综合征的敏感性达 86%～95%，特异性达 78%～92%。非急诊医师使用 ACI-TIPI 也能加快其临床判断的时间。在一项 1000 例疑似急性冠脉综合征患者的分析中，ACI-TIPI 使 CCU 的收住率由 15% 下降到 12%，使患者离开急诊室的比率由 49% 上升至 52%。目前 ACI-TIPI 还没有在急诊中得到广泛应用。在诊断准确性方面，应用 ACI-TIPI 和急诊医师的判断无显著差别。

（三）人工智能网络

人工智能网络是一项能够识别复杂模型的非线性统计分析系统，即便是在输入数据缺失的情况下仍然能够保持其准确性。其他评分系统中各变量的权重固定，而该系统中各变量的权重随着输入信息的不同而改变，因而准确性更高。

此评分系统能准确识别发生心肌梗死的胸痛患者。与 Goldman 评分系统和 ACI-TIPI 不同，人工智能网络还包括初始心脏标志物检测。将肌钙蛋白和 CK-MB 纳入诊断指标后，该评分的敏感性为95%，特异性为96%。该评分系统的优点是在数据缺失高达 5% 时，仍能保持评判的准确性。在预测急性心肌梗死方面，该评分系统比 Goldman 评分系统和 ACI-TIPI 的敏感性和特异性更好。在对相同的资料进行分析时，Goldman 评分预测风险>7%时，诊断心肌梗死的敏感性为 74%，特异性为 68%；ACI-TIPI 评分预测风险>25%时，诊断心肌梗死的敏感性为 62%，特异性为 73%。但与 Goldman 评分和 ACI-TIPI 相比，该评分系统需要更多的临床资料（表 2-1）。尽管如此，临床医师仍然没有把该方法纳入最终的决策。

表 2-1　几个急诊常用的风险评估系统的临床标准

Goldman 评分	ACI-TIPI	人工智能网络
人群特征		
年龄≥40 岁	年龄、性别	年龄、性别、种族
临床特点		
胸痛开始时间≥48 小时	胸痛或者左上臂疼痛	左前胸疼痛
胸痛最长发作时间>1 小时	胸痛或者左上臂疼痛为主要症状	左上臂疼痛
心绞痛或心肌梗死病史		既往冠心病、急性心肌梗死、心绞痛或心力衰竭病史
疼痛较之前的心绞痛加重或与以前心肌梗死相似；疼痛向颈部、左肩或左上臂放射；疼痛向后背、腹部、腿部放射；有触压痛；针刺样疼痛		压榨性疼痛；疼痛向颈部放射；疼痛向左侧上臂放射；胸闷；出冷汗；恶心和呕吐
既往史		高血压；糖尿病；高脂血症；冠心病家族史
心电图改变		
在 2 个或以上肢体导联新出现的 ST 段抬高、病理性 Q 波形成（新发的）	病理性 Q 波；ST 段抬高或者压低；T 波高尖或倒置	陈旧性 Q 波
在 2 个或以上肢体导联新出现的 ST 段缺血性改变或心肌劳损		新发的 Q 波
		陈旧的 ST 段抬高
		新发的 ST 段抬高
		陈旧的 T 波倒置
		新发的 T 波倒置
		陈旧的 ST 段压低
		新发的 ST 段压低
		陈旧的左束支阻滞
		新发的左束支阻滞
		陈旧的 T 波高尖
		新发的 T 波高尖
心脏标志物		CK、CK-MB 和肌钙蛋白 I

（四）TIMI 危险评分

急性心肌梗死溶栓治疗（thrombolysis inmyocardial infarction，TIMI）危险评分由 7 个要素构成，得分由 0～7 分组成，急诊医师可以根据评分来判断患者的风险。对于不稳定型心绞痛及非 ST 段抬高心肌梗死的患者，14 天内不良事件发生的风险随 TIMI 危险评分升高而不断加大：0～1 分患者不良事件发生率为4.7%；2分发生率为8.3%；3分发生率为13.2%；4分发生率为19.9%；5分发生率为26.2%；6分或7分发生率为40.9%。将TIMI危险评分应用于胸痛的患者，可以预测患者30天内死亡率以及急性心肌梗死、再血管化的发生率。Chase等人的研究发现，TIMI危险评分的增加与30天内死亡率以及急性心肌梗死、再血管化的发生率密切相关［TIMI 0分，1.7%（95%CI 0.42~2.95）；TIMI 1分8.2%（95%CI 5.27~11.04）；TIMI 2分8.6%（95%CI 5.02~12.08）；TIMI 3分16.8%（95%CI 10.91~22.62）；TIMI 4分24.6%（95%CI 16.38~32.77）；TIMI 5分37.5%（95%CI 21.25~53.75）；TIMI 6分33.3%（95%CI 0~100）］。

不稳定型心绞痛TIMI危险评分：①年龄≥65岁。②≥3个冠心病危险因子［DM、吸烟、HTN、男性年龄≥45岁、女性年龄≥55岁、低HDL（<40mg/dL）、CAD家族史（直系亲属男性≤55岁，直系亲属女性≤65岁）］。③既往冠状动脉50%或者以上的狭窄。④就诊心电图ST段偏移≥0.5mm。⑤24小时之内出现2次或者以上的心绞痛发作。⑥7天内应用阿司匹林。⑦心脏标志物升高。

注：出现以上每一项为1分，最高评分为7分。

TIMI危险评分对男性患者及女性患者均适用。还有专门用于ST段抬高心肌梗死患者的特殊TIMI危险评分系统，但不适用于急诊，因为不管TIMI危险评分的高低，ST段抬高心肌梗死的患者都需要再血管化治疗。TIMI危险评分中每一项并不具有相同的预测价值，其中以心电图的动态变化及心脏标志物的升高预测价值最高。目前的简化版TIMI危险评分含4项参数，只包括年龄、ST段压低、肌钙蛋白升高和已知的冠状动脉狭窄。它与标准的7项参数的TIMI危险评分有相似的应用价值。

（五）PURSUIT危险评分

血小板糖蛋白Ⅱb/Ⅲa受体在不稳定型心绞痛中的作用：依替巴肽应用研究（PURSUIT）评分来源于PURSUIT研究。此研究主要探讨血小板Ⅱb/Ⅲa受体拮抗剂对不稳定型心绞痛患者的治疗作用。该评分可以帮助医师对住院患者做出临床诊断。在PURSUIT危险评分里，30天内死亡或者心肌梗死发生率与年龄、心率、动脉收缩压、ST段压低、心力衰竭体征及心肌酶变化相关。因为该评分系统复杂，所以在临床上得不到广泛应用。而且该评分不适于急诊的胸痛患者，但评分中的一些参数与预后明显相关。缺少这些参数的患者不能从急诊回家，故不推荐将该评分作为判断患者住院或出院的临床决策。

（六）GRACE评分

全球急性冠状动脉事件注册研究（GRACE）评分来源于急性冠脉综合征患者的注册研究。该评分系统基于11389例患者分析的结果，得到了GRACE和GUSTOⅡb研究的验证，用于预测ST段抬高心肌梗死、非ST段抬高心肌梗死或不稳定型心绞痛的院内死亡率。评分的变量包括患者的年龄、心功能Killip分级、收缩压、ST段偏移、就诊时心脏骤停、血肌酐水平、阳性心脏标志物、心率等。通过以上评分的总和来预测患者出院6个月之内的全因死亡率。GRACE评分不适合用于急诊胸痛患者，但评分中的一些参数很实用，并与预后明显相关。缺少这些参数的患者不能从急诊回家。所以其临床意义只限于识别出那些可以从有创治疗（包括再血管化治疗）中获益的患者。有一项比较TIMI、GRACE和PURSUIT评分系统的研究表明，3个评分系统都能较准确地预测1年的死亡和心肌梗死发生率，都能有效地识别那些可以从有创性治疗中获益的患者（包括心肌梗死后早期再血管化治疗）。

（七）临床判断

长期以来的经验表明，单纯根据临床判断不能完全而又准确地排除急性冠脉综合征，因此不能以此作为这些患者可以离开急诊的指标，而逐渐出现并建立了一些临床危险分层的评分系统。这些研究大多数都是开始于急诊科医师专科培训之前的时代。然而，现在的研究依然表明，单纯的临床判断并不能够胜任这项工作。Miller 等尝试研究内科医师对非心源性胸痛的临床判断是否足以排除急性冠脉综合征。在 17737 名患者中，他们发现在急诊室诊断为非心源性胸痛的患者中，有 6.8% 在 30 天内出现可疑急性心血管事件，2.8% 出现了明确的急性心血管事件。

临床判断和计算机系统不能识别非急性冠脉综合征患者，主要原因是这些方法主要针对急性冠脉综合征诊断的相关症状，并没有考虑到非心脏性因素。Disla 研究了急诊诊断为软骨炎的患者，最终 6% 的患者证实为急性心肌梗死。Hollander 研究了 1995 位急诊疑似急性冠脉综合征患者，发现明确排除非心源性诊断能明显减少住院和降低 30 天的 3 个联合终点（死亡、急性心肌梗死、再血管化）的风险。其中住院风险比为 0.32（95%CI 0.19～0.55），30 天的三联终点的风险比为 0.45（95%CI 2.4%～5.6%）。因此，试图单独使用这些评估系统安全而快捷地筛查出可能发生急性冠脉综合征的患者几无可能。

虽然这些临床和电脑评分系统可以识别高危的急性冠脉综合征患者，但是这些标准并不能识别低危患者，也不能作为低危患者离开急诊科的标准。临床判断或者评分系统最重要的应用价值在于协助判断患者是否需要转入监护病房或者心脏监护病房，以及指导下一步的检查和治疗。弗吉尼亚医学院附属医院（MCV）利用风险评估系统建立了一个评估模型，指导进一步的检查和诊断。在他们的评分系统里，患者被分至 5 个危险级别，每个危险级别都有相应的处理策略。危险分层方法主要是根据临床判断而非风险评估系统。然而，他们发现这种初始的心血管危险分层和相对应的诊断策略非常成功。仅有很小一部分患者诊断为 STEMI（第 1 级），近一半的患者为低危患者（第 4 级）。心肌梗死发生率和再血管化率随分层风险的降低而降低。第 3 级患者的心肌梗死的风险为中度（4%），发生急性心肌梗死或需再血管化的风险为 13%。第 4 层的患者为低危，发生急性心肌梗死的风险仅为 0.9%，但在所有心肌梗死患者中这一级别占到了 6%，再次证明了临床判断结合客观检查本身不足以作为大部分患者安全离开急诊室的标准。MCV 评分结合客观检查有助于诊断或排除心肌缺血，他们使用司他比锝显像筛查低危患者。研究表明冠状动脉 CT 也有助于迅速识别低危患者。

第三节　胸痛患者的急诊处理

急诊医师处置急性冠脉综合征胸痛患者是一项挑战。除了住院和离院之外，设立胸痛单元为胸痛患者的诊治提供了另一种选择。对患者进行快速而又安全的危险分层，是胸痛患者评估和治疗的关键所在，通过危险分层，大部分患者可以分成高危、中危或低危。高危患者通常入住心脏科病房,中危患者既可以在留观单元临时留观也可以住院,但他们在医院期间应接受进一步危险分层,低危患者应送至留观单元,在症状出现的 72 小时内接受负荷试验。

每年有 600 万患者因急性冠脉综合征(ACS)胸痛就诊于急诊科,占急诊总接诊量的 5%。尽管目前科技和生化检查取得了很大进展,但仍有 2%~5% 的急性冠脉综合征患者从急诊科直接离院,致使意外死亡率增加。对于急诊医师而言,胸痛患者的挑战在于对其进行有效的危险分层,以及选择合适的处置方案。可能的处置包括即刻给予经皮冠状动脉介入治疗(PCI)或溶栓治疗、住院、留观单元和离院。

(一)危险分层

对一些有心肌梗死典型表现(如胸痛症状、STEMI、新发 LBBB)的患者,处理起来并无疑问,具有挑战性的是缺少这些临床表现的患者。如果胸痛患者初始心电图并无 STEMI 表现,那么接下来就有两个问题:首先,这些症状是冠状动脉疾病所致的胸痛吗?第二,患者在此期间发生不良事件的可能性有多大?目前已经研发出多种系统,通过它们可以评估胸痛患者的短期和长期风险。

针对不稳定型心绞痛/非 ST 段抬高心肌梗死(UA/NSTEMI)患者的 TIMI 危险评分,可以前瞻性地用于急诊科的胸痛患者。TIMI 危险评分系统包括 7 个变量(表 2-2),每项 1 分,最后得分的分值从 0~7 分。研究显示得分高者不良事件(死亡、心肌梗死、血管重建)危险增加:0~1 分对应不良事件发生率为 2%~5%,6~7 分对应 30%~40%。Jaffery 等提出了校正的 TIMI 危险评分系统,它仅包括 4 项(年龄≥65 岁、ST 段偏移≥0.5mm、肌钙蛋白升高、冠状动脉狭窄≥50%),这一系统的预测价值与 TIMI 危险评分系统相似,但仍有待于临床验证。在不同胸痛的患者中,有人对 TIMI 危险评分鉴别低危患者(无须住院,可以直接离院)的能力进行了验证。遗憾的是,低危患者的不良事件发生率超过了可以安全离院的限度。因此,TIMI 危险评分并不适用于决定低危患者是否可以直接离院。

表 2-2 TIMI 危险评分

危险因子	分值
年龄≥65 岁	1
≥3 个冠心病危险因子	1
既往冠状动脉 50% 或者以上的狭窄	1
就诊心电图 ST 段偏移≥0.5mm	1
24 小时之内出现 2 次或者以上的心绞痛发作	1
7 天内应用阿司匹林	1
心脏标志物升高	1
总计	0~7

注:TIMI,心肌梗死溶栓。

此外,还有其他一些进行危险评估的系统。根据全球急性冠状动脉事件注册(GRACE)数据库而建立的一项模型经过了验证，可以用于院内及 6 个月结局的危险评估。GRACE 评分采用年龄、心率、血压、肾功能和 Killip 分级，可以预测死亡的风险，以及死亡和心肌梗死复合终点的风险。该模型还包括心电图改变、住院时心脏骤停、心脏标志物升高。

有多项研究比较了 TIMI 和 GRACE 评分的有效性，其中 Lyon 等发现两者的危险分层精确度相近，然而，只有 76％的患者可以计算 GRACE 评分。Ramsay 等比较了 TIMI 和 GRACE 评分对临床决策的影响，发现 GRACE 评分较 TIMI 危险评分能够更好地预测危险，且两者都优于临床评估。

PURSUIT 模型适用于 UA/NSTEMI 患者，它建立的基础是患者的基线特征与 30 天后死亡/非致死性心肌梗死的发生危险之间的关系。

由于高危患者的不良事件发生率高，因此这些模型有助于决定对患者的关注程度。要记住这些模型都来源于 UA/NSTEMI 患者，也就是说所有患者都是住院患者。虽然没有经过临床验证，但是可以推测评分较高的患者会得到更多的重视，如入住重症监护病房或心脏科病房。

希望以后在更多研究的基础上研发出更加理想的危险分层模型。只有到那时，临床症状和病史、体格检查、心电图表现、实验室检查才能有机地结合起来，作为总体的危险评估指标。

（二）哪些患者应该立即接受 PCI 或溶栓治疗

根据 AHA/ACC 关于胸痛患者的指南，患者应在到达急诊科的 10 分钟内完成心电图检查。ST 段抬高心肌梗死的定义是至少在 2 个相邻或相关导联的 ST 段抬高≥1mm（0.1mV）。在胸痛患者中，无论是 STEMI 还是新发的左束支阻滞都是即刻进行血管重建（PCI 或溶栓）的指征。无论采取何种血管重建的方式，治疗的目标都是缩短心肌缺血的时间，也就是从症状出现到血管重建的时间。

即刻 PCI 或溶栓治疗的另一个指征是正后壁心肌梗死，指的是 2 个相邻的心前区导联出现的 ST 段压低和（或）单个后壁导联出现 ST 段升高，多项研究已经证实了后壁导联心电图改变的价值。

另一项提示急性缺血并需要 PCI 的心电图变化是胸前导联显著的对称性 T 波倒置［≥2mm（0.2mV）］，这一心电图特点与左前降支（LAD）病变相关。这类患者行超声心动图检查常表现为前壁运动功能减退，而且如果只用药物保守治疗则风险很高。已经证明血管重建可以逆转这种 T 波倒置和运动功能的减退。

目前对 STEMI 患者的治疗医院分为两大类，即具备行 PCI 的能力和条件和不具备行 PCI 的条件。多项试验表明，急性心肌梗死时 PCI 优于溶栓治疗。Grines 等回顾分析了 11 项随机对照试验患者的资料，直接比较 PCI 和溶栓治疗，发现 PCI 组死亡率以及再次梗死、出血性卒中的发生率要低，在治疗 6 个月后这一差别仍然存在。

AHA/ACC 指南指出，PCI 应在首次就诊 90 分钟内实施，表 2-3 列出了即刻 PCI 的适应证。溶栓治疗应在就诊后 30 分钟内开始。Dalby 等的荟萃分析比较转运 PCI（转运 PCI：院前 STEMI 患者如果选择 PCI，则将患者直接送到可行 PCI 的最近医院而绕过附近无 PCI 能力的急诊科）和溶栓治疗的差别，结论是转运 PCI 更佳。因此，如果能在 90 分钟的时间窗内完成转运，则转运 PCI 为首选的治疗方法，如果不能达到这一目标，就应开始溶栓治疗。

表 2-3　即刻 PCI 的适应证

心肌梗死的类型	心电图改变
前壁心肌梗死	ST 段抬高
后壁心肌梗死	两个相邻前壁导联 ST 段压低
	单个后壁导联 ST 段抬高
LAD 损伤	心前区导联明显对称性 T 波倒置≥2mm

注：PCI，经皮冠状动脉干预；LAD，左前降支。

溶栓治疗并不是每次都能成功地恢复阻塞的冠状动脉血流。在这种情况下开始溶栓治疗，同时不放弃 PCI 或补救性 PCI 治疗，是一种可以接受的治疗策略。对出现心源性休克的患者（尤其是 75 岁以下的患者），存在严重充血性心力衰竭、肺水肿的患者，以及血流动力学异常的室性心律失常患者应接受 PCI。多项研究均证实，早期实施 PCI 可以使心源性休克患者得到生存获益。对于临床稳定的患者，溶栓治疗失败的定义是指：溶栓治疗开始 90 分钟后患者抬高的 ST 段回落不足 50%。

接受过 ACLS 培训的医疗急救人员入院前完成心电图，有助于直接将 STEMI 患者送入到能够实施 PCI 的医院，从而减少溶栓治疗或转运的需要。

（三）哪些患者需要住院治疗

心电图检查是胸痛诊治的第一个分节点。一旦排除 STEMI，必须通过病史、体格检查、实验室检查、监测心电图以获取更多信息，这些资料有助于将患者分类为高危、中危和低危。高危患者应住院接受进一步治疗。

高危患者的特征：

高危患者：适于住院治疗。①已知冠心病病史，包括心肌梗死。②长时间的典型缺血性胸痛（>20 分钟）。③过去 48 小时内缺血性疼痛或其他症状的发作频率增加。④低血压。⑤肺水肿或啰音。⑥新出现 S_3 或二尖瓣反流杂音。⑦新 ST 段偏移（≥1mm）。⑧多个胸前导联上 T 波倒置。⑨心脏 TnI、TnT 或 CK-MB 升高。

注：S_3，第三心音；TnI，肌钙蛋白 I；TnT，肌钙蛋白 T；CK-MB，肌酸激酶同工酶。

初始的心电图能为急性冠脉综合征诊断提供一些重要的诊断线索，症状发作期间 ST 段压低≥0.5mm（0.05mV）或 T 波倒置，强烈提示胸痛为冠心病所致。这些心电图的改变是源于 UA 抑或 NSTEMI，可以通过心肌坏死标志物检查结果来明确。Pitta 等发现，ST 段压低的患者（15.8%）与 ST 段升高或新发 LBBB 的患者（15.5%），住院死亡风险相似。尽管初始心电图具有预后评估价值，但心电图正常并不能完全排除急性冠脉综合征的诊断。Slater 等评估了 775 例症状提示为急性冠脉综合征的患者，其中 107 例心电图正常，73 例有轻微改变。在这些患者中，有 10% 心电图正常和 6% 心电图仅轻微改变的患者最后发展为急性心肌梗死。

其他因素如病史、体格检查及实验室检查结果有助于决定患者是否需要住院。肌钙蛋白升高的患者应住院。对于胸痛患者，单纯肌钙蛋白升高为死亡和不良事件发生增加了预测因子。另外，研究显示因为慢性阻塞性肺疾病（COPD）恶化而住院或收住内科 ICU 的患者，若肌钙蛋白升高，无论是住院还是离院后的死亡率均升高。鉴于此，这些患者因为风险太高而不应收住留观单元。

病史也是决定患者危险的重要因素，其中能够预测急性缺血的 5 大因素为：心绞痛发作时疼痛的性质、既往冠心病病史、男性、高龄以及多个传统危险因子。在 48 小时内患者胸痛发作频率或程度增加，应视为冠心病的高危因子。虽然传统危险因子对这些患者不具有预测价值，但是并存糖尿病和其他血管疾病（除冠心病之外）的患者结局更差。

体格检查也有助于发现胸痛的原因是否为冠状动脉缺血所致，STEMI 和 NSTEMI 均能导致休克，这是终末器官灌注不足的表现。如前所述，这些患者能从 PCI 中获益。其他提示高危的查体发现包括：肺水肿或啰音、新发 S_3、新发二尖瓣反流杂音、低血压、持续性室速、心动过缓和心动过速，有这些表现的患者均应考虑住院。

（四）哪些患者应早期干预

尽管明确诊断为 UA/NSTEMI 的患者必须住院治疗，但是还需要其他一些关键性决策，确保这些患者能够接受正确的处置，安排到能够接受正确治疗的病区。一旦收住院后，医务人员往往根据自己的工作习惯来治疗这些患者。但 CRUSADE 试验的研究表明，UA/NSTEMI 患者收住到心脏科住院后应该遵照指南进行治疗。Roc 等报道，在 CRUSADE 登记的患者中，63.2%的患者收住到心脏科住院治疗。这些患者在开始的 24 小时内更易于接受遵照指南的治疗、介入治疗和合理的药物治疗。另外，在心脏科住院的患者，其校正后院内死亡风险更低（校正后风险比为 0.8，95%CI 0.73～0.88）。在校正了急性药物和介入治疗的差异之后，这一风险差异就不甚明显（校正后危险比为 0.92，95%CI 0.83～1.02），这一结果提示这些患者首选处置方法是收入心脏科住院。

多项临床试验都研究了 NSTEMI 治疗的两种策略的差别，第一种策略是早期介入治疗，包括早期诊断性和治疗性的导管介入，必要时还行冠状动脉旁路移植（CABG）。另一种是开始采用保守治疗策略，在介入治疗之前采取最佳的药物治疗。CRUSADE 试验证据提示，对 NSTEMI 实施早期导管介入治疗有更好的院内结局。

尽管 AHA/ACC 指南对那些接受介入治疗的患者有明确的推荐，但似乎是低危患者更适合接受介入治疗。Zia 等人根据来自 2 个大登记处的资料报道，低危患者接受介入治疗的可能性更大。CRUSADE 登记资料显示，53%的高危患者以及 76%的低危患者接受了心脏导管介入治疗。鉴于现行的 AHA/ACC 指南推荐高危患者接受早期心脏介入治疗，医师应确保这些患者接受早期介入治疗的机会。由于并非每家医院都有能力实施介入治疗，所以患者可能需要转运到其他医院。

（五）哪些患者需要住院或入住留观单元

冠心病高危患者需要住院并能从早期介入治疗中获益。中危患者应根据当地的资源条件，或者住院，或者入住留观单元。虽然中危患者缺少任何高危患者的病史、体格检查和心电图特征，但他们也不符合低危的标准。

中危患者的特征：

中危患者：适于住院或观察。①无高危特征。②糖尿病或≥2 个其他冠心病危险因子。③除冠心病以外的其他动脉粥样疾病。④年龄>70 岁。⑤心电图有固定性 Q 波。⑥ST 段压低 0.5～1mm 或 T 波倒置>1mm。⑦心脏标志物正常。

在急性冠脉综合征中危患者的心电图表现包括固定的 Q 波，或 ST 段压低 0.5～1mm 或 T 波倒置>1mm。Cannon 等回顾性分析了 UA 或 NSTEMI 患者住院时的心电图，发现初始心电图对 1 年死亡率或心肌梗死具有预测价值。在随访 1 年后，患者死亡或心肌梗死的发生率在无心电图改变的患者中为 8.2％，在 ST 段偏移≥1mm 的患者中发生率为 11％，在 ST 段抬高仅 0.5mm 的患者中发生率为 16.3％。

病史中重要的因子包括：年龄、男性、糖尿病、冠心病之外的血管疾病。虽然传统的冠心病危险因子不能单独预测危险，但当它们共同存在时，危险因子数量增加也会增加冠心病的危险。

决定住院而不是在留观单元临时观察，取决于留观单元的类型和可行的检查项目。多项研究显示留观单元是安全、符合成本-获益比的，而且能减少住院的数量。在一项随机临床试验中，Farkouh 等表明，将不稳定型心绞痛的中危患者送入急诊留观单元是安全、经济的，而且能够节约成本。这些患者均符合不稳定型心绞痛的标准，且符合美国医院政策和研究对不稳定型心绞痛的分类标准，被界定为中危。患者被随机分至常规治疗和留观单元治疗，进入留观单元后患者接受一系列心脏标志物检查（2 小时、4 小时）。经过一段时间的观察之后，患者接受运动平板试验、核素闪烁扫描检查或超声负荷试验。结果表明，使用这一方法后，留观单元患者与住院患者的心血管事件发生率并无差异。

中危患者留在留观单元的目的是进行再分类，分成高危或低危。中危患者在院期间应评估其心功能，如通过平板试验、核医学检查或心脏导管检查。在留观单元期间，心脏标志物升高、心电图急性改变或功能检查阳性者可判定其为高危，进而住院接受进一步治疗。低危患者无阳性心脏标志物或心电图改变，且功能试验为阴性，可以安全地离院。Aroney 等采用了相似的流程，经过 6 个月随访，发现再分类为低危的患者中没有漏诊心肌梗死。1％的患者发生心血管事件，且为择期血管重建；相比之下，6 个月随访后再分类为高危患者中有 19％发生心血管事件，且大多数为血管重建。

不同的医院开展的功能性试验也各不相同。为了使留观单元发挥作用，患者必须能够以权宜的方式接受最优检查。例如，如果某医院仅能开展平板试验，那么不能进行平板试验的患者将需要住院。重要的是，中危患者在接受进一步危险分层前不能回家。因此，如果某医院一周 7 天都能开展功能检查，则患者应该住院至危险评估结束。

（六）适于进入留观单元的患者

低危患者适于留观单元。低危患者不具备高危或中危患者的特点，他们的生命体征正常、心电图正常、没有糖尿病、胸痛常常短暂或不典型。不典型胸痛包括胸膜炎性疼痛（呼吸或咳嗽诱发的锐痛）、原发或局限于中下腹的疼痛、疼痛区域限于一指尖范围、运动或触诊时疼痛再次发生、疼痛短暂（数秒或更短）、向下肢放射。虽然这些特点使得胸痛看起来不太可能来源于心脏，但确实有些急性冠脉综合征患者具有的上述症状。硝酸甘油或"胃肠道"鸡尾酒治疗能缓解的疼痛对预后的判断没有价值。

低危患者的特征：

低危患者：适于留观单元。①没有高危或中危的危险因子。②心电图正常。③查体正常，生命体征正常。④心脏标志物阴性。⑤无糖尿病。⑥近期服用过可卡因。

低危胸痛患者应评估心脏以外的原因引起的疼痛。在进一步评估之后，仍未找到胸痛的原因，则患者应进入留观单元。如果在观察后低危患者心脏标志物阴性且无心电图变化，接下来就有两种选择。一种可行功能试验，患者应接受功能试验检查，进行何种检查应根据当地医院的方案而定。另一种可接受的处置方案是离院随访和安排在 72 小时内到门诊完成进一步检查。

多项研究显示门诊平板试验（ETT）安全而且符合成本-获益比。Chan 等报道，低危患者无论住院、门诊还是进行 ETT，其 30 天心源性死亡、心肌梗死、CABG 或 PCI 的发生率均无差异。Meyer 等安排低危患者在 72 小时内接受门诊 ETT，并评估这一方法的效果，结果随访 6 个月后 2% 的患者需要冠状动脉干预，另有不足 1% 的患者发生急性心肌梗死。

低危患者可以进行负荷试验。Amsterdam 等显示，心脏标志物阴性的低危患者能通过早期运动负荷试验进行危险分层。如果在急诊不能完成负荷试验，需要到门诊完成，则在急诊就应与患者预约好。Richards 等研究显示，在急诊预约的患者更容易随访，而且更愿意接受门诊负荷试验。

（七）适于离院的患者

急诊科医师最困难的决定是让患者离院回家。AHA/ACC 指南中并没有定义和指出何为极低危险的患者。患者收入留观单元经常是出于避免漏诊急性冠脉综合征的考虑以及缺乏相应指南的推荐意见，这也会占用更多的医疗资源和增加患者的花费。甄别极低危患者的另一个结局是假阳性结果，将导致不必要的心脏导管介入治疗，从而带来 1% 的严重并发症的风险。

直观上讲，只要没有明确的心源性原因，患者就可以安全地离院。然而，Hollander 等发现患者即便不存在心源性病因，30 天内发生心脏事件的概率仍有 4%。这些患者的院内死亡危险及心肌梗死、血管重建危险确实很低，但不能将无明确的心源性病因的胸痛患者划归为极低危险而免于心脏评估。

Miller 等观察了首诊医师对胸痛患者临床印象诊断对结局的影响。他们注意到，在非心源性胸痛的患者中，不良事件的发生率为 2.8%。值得重视的是，在非心源性胸痛患者中，年龄、糖尿病史、心力衰竭病史与不良事件发生率相关。研究者总结认为，当医师初始认为患者的胸痛为非心源性时，高危特征（如传统心血管危险因子）与不良心脏事件相关，且在处置之前应考虑到这一点。

冠心病漏诊是不能接受的，因为这可能导致急性冠脉综合征。虽然多个研究组均试图针对极低危险人群制订一个标准来避免漏诊，但是至今没人能成功地甄别出在随后的 30 天内发生心脏事件的所有患者。目前 Hess 等正在致力于制订关于急诊胸痛患者的临床分类标准，对于他们是否能成功地做到这一点以及对这一标准的应用前景，我们拭目以待。到那时，临床医师将结合诊断手段和临床判断做出最明智的决定。

（八）特殊问题

（1）女性：女性在 UA/NSTEMI 患者中占很大比例，更常见于高龄和伴发疾病较多（高血压、糖尿病、心力衰竭）的女性。Giannoglou 等在接受冠状动脉血管成形术的患者中调查了男性和女性之间的差异，结果发现严重的血管狭窄在女性中少见，而更容易见于年龄较大的患者。

女性胸痛患者的症状更不典型。急性冠脉综合征的胸痛，在男性患者中经常沿着左臂向下放射，常伴有出汗。研究显示，女性更多出现于背部和下颌部疼痛、恶心和（或）呕吐、呼吸困难、消化不良和心悸。在对女性胸痛患者进行评估时应考虑这些不典型特征。

女性 NSTEMI/UA 和胸痛的患者比男性更有可能从急诊科离院，但这并不增加 1 年随访后的死亡率。男性与女性患者实施负荷试验的适应证相同。由于女性冠心病患病率低,因此运动心电图的预测价值也降低。在女性中采用司他比 ^{99m} 锝(^{99m}Tc)进行灌注试验,其敏感性和特异性较好。必须仔细、正确地选择功能试验。医师要考虑患者心源性胸痛的可能性大小,在此基础上,对患者的处置取决于门诊、留观单元和住院部可以实施的功能试验的类型。尽管总的来讲,运动平板试验对女性价值不大,但在低危的女性患者中这一检查还是可行的。

(2)糖尿病:糖尿病合并不稳定型心绞痛患者的死亡率高于非糖尿病患者。糖尿病与高龄、女性、冠心病、高血压、肾衰竭病史有关。Pitsavos 等发现,合并糖尿病的急性冠脉综合征患者较非糖尿病者就医更晚,且院内死亡率更高。鉴于糖尿病合并胸痛患者的发病率和死亡率增加,在基线评估时,所有的糖尿病患者均应视为中危。这一观点可能会改变处置策略,因为这些患者如果怀疑存在心脏疾病,则离院前应接受危险分层。

(3)老年人:对急诊胸痛的老年患者进行处置,是急诊医师面临的一个特殊挑战。"老年"通常指的是≥70 岁的患者。就年龄而言,老年患者比年轻患者并存疾患增多、功能状态差、基础心电图改变也多。同时由于这类患者不能运动和冠心病高发,实施诊断试验也会存在一定的困难。

2004 年的数据显示,65 岁以上的人中有 35%死于冠心病。更为触目惊心的是,死于冠心病者有 85%是 65 岁以上的老年人。尽管老年人中急性冠脉综合征的发病率和死亡率很高,但是研究显示循证心脏治疗措施在这一群体中并未得到充分运用。GRACE 注册研究显示,高危老年患者能够从早期介入诊治中获益。他们分别在低龄患者(<70 岁)、老年患者(70~80 岁)和高龄患者(>80 岁)中进行亚组分析,主要终点是卒中、死亡和心肌梗死。在所有亚组中,血管重建对于所有的主要终点和 6 个月的死亡率都有获益。

老年患者在基线分层时就应视为中危。虽然在多数医院老年患者经常住院治疗,但当其症状不典型或没有阳性检查结果时,这类患者应在留观单元进行评估。老年女性患者更容易被疑似急性冠脉综合征,应早期评估其病情以便早日住院,并早日接受介入治疗。

(九)可卡因和甲基苯丙胺诱导的胸痛

对于年轻的胸痛患者,必须考虑他们是否使用了可卡因和甲基苯丙胺,应进行尿液毒物检测。Weber 等对可卡因相关胸痛患者(他们没有证据显示缺血或心脏并发症)进行了 9~12 小时的观察。虽然可卡因可能会引起 UA/NSTEMI,但只要其初始评估时未发现高危因子,大多数患者仍能安全地收入留观单元。

作为胸痛的原因之一,对甲基苯丙胺的研究并没有可卡因那样广。Turnipseed 等发现,急性冠脉综合征在因胸痛住院的患者中吸食甲基苯丙胺很常见,这一群体中有 8%的人存在明显的心脏并发症。甲基苯丙胺诱导胸痛的患者可能更适合进入留观单元接受监测,但应提高疑似冠心病和急性冠脉综合征存在的可能。

Diercks 等曾回顾性地复习了尿液毒物(甲基苯丙胺或可卡因)检测阳性且入住胸痛单元的患者,他们将这类患者与同期因胸痛住院且尿液毒物检测阴性的患者进行比较。两组在初始评估时,心电图或心脏标志物均没有提示急性冠脉综合征。结果两组在心脏相关胸痛(负荷试验阳性)的发生率方面相同。因此,对于可卡因或甲基苯丙胺诱导的胸痛患者,以及可能由心脏疾病导致胸痛的患者,应该适当降低诊断试验的阈值。

（十）小结

胸痛是急诊科常见的症状。随着人口年龄的增加，因胸痛就诊患者的数量也必然会增加，这使得胸痛循证的评估和临床处置变得更加重要。总之，高危患者通常适于住院（心脏科）接受治疗；中危患者应在留观单元临时留观，且在院内接受检查明确其风险；低危患者可以在留观单元临时留观，并在症状出现72小时内进行负荷试验。

第四节　胸痛单元的人员和设备配置

胸痛单元（CPU）是能提供急诊服务的医院的一个功能区域，主要为胸痛患者提供高质量而又能最有效降低成本的医疗服务。在胸痛单元内，医师根据患者就诊时的临床表现进行心脏病危险分层，识别患者的危险程度，决定患者的治疗和处置决策。危险分层为低危、就诊时心脏标志物正常和心电图阴性的患者适合收入胸痛单元。胸痛单元的床位标准与ICU的标准相同，包括心电远程监测，人员的配备也应与急诊科或监护病房相似。在结构完善和人员配备整齐的胸痛单元，可以为胸痛或其等同症状或具有心脏病可能的患者提供高质量的治疗，获得最佳结局。

胸痛单元是能提供急诊服务的医院的一个功能区域，主要为胸痛患者提供高质量而又能最有效降低成本的医疗服务，其价值已经得到相关专业协会的认可。历史对照研究和随机对照研究表明，胸痛单元是胸痛患者诊断和治疗的一个重要区域。胸痛单元的床位标准应与一般普通的急诊床位标准相同，不同点是，胸痛单元需要心电监护和专门的人员。

在胸痛单元内，医师根据患者就诊的临床表现进行心脏病危险分层，识别患者的危险程度，决定患者的治疗和处置决策。中危和高危急性冠脉综合征患者收住院，极低危胸痛患者可离院回家或转到门诊治疗，就诊时心脏标志物正常和心电图阴性的低危患者收入胸痛单元。住院期间诊断心肌梗死的患者，有一半在住院时并未诊断为心肌梗死。因疑似急性冠脉综合征而收入胸痛单元和住院患者的初始诊断包括非急性冠脉综合征如心力衰竭、呼吸系统疾病如哮喘、既非心源性又非呼吸系统疾病如消化性溃疡。随着人口年龄的增长，这一比例也在提高，除了经典的胸痛之外，将会有更多的其他因非典型症状而就诊的患者收入胸痛单元，如胸闷、呼吸困难、晕厥、乏力等。因此对疑似为急性冠脉综合征的患者，必须通过胸痛单元医师的诊断和评估确定是否为真正的急性冠脉综合征。

胸痛单元床位的配备标准应该与ICU和急诊科的床位标准相同，监护设施必须能够持续监测患者的心电图、血压、心率、血氧饱和度、呼吸频率和ST段等，监护设备应对所发现的异常具有报警功能，同时还需要备有复苏器械和复苏药品。根据医院的不同，胸痛单元设置的区域也不一致，有些医院可能设在急诊科，而另一些医院可能设在病房的其他区域，也可以无须安装心电图的报警设施。但在患者进入胸痛单元评估期间需要进行持续监测。

患者在胸痛单元观察期间，监测是整个评估过程的一部分。在胸痛单元评估阴性的患者（包括心电图监测），可以安全离院回家或进行门诊治疗。发现急性心肌缺血或心肌损伤的患者，则需要急诊收住院。在这些患者中，一部分是依据心脏标志物阳性而确诊，另一部分则是系列心电图检查有动态改变，或心电监护对异常生命体征、持续性 ST 段改变或明显心律失常的识别而报警。根据临床医师的判断结果和胸痛单元的具体条件，可以选择固定监护或者是移动远程监测，以使患者感觉舒适和轻松。

胸痛单元的人员配备也应与一般急诊和监护病房类似。对制订排除急性冠脉综合征的方案，护士要进行充分的培训，需要不断的更新心电监护的分析评估技能和高级心脏生命支持技术，以便处理心脏疾病的并发症。医师则需要已经接受过一些胸痛单元中常见的危急重症的处理培训，如急性心肌梗死、肺水肿、心律失常和休克。如果胸痛单元的患者一旦出现病情加重，医师必须要马上介入，同时在患者完成胸痛单元的评估后要做出处置意见。有轮转和进修人员（如医师助理、执业护士和住院医师等）之后，应适当减少胸痛单元中医师-患者的比例。由于在胸痛单元中对患者评估和治疗比较复杂而且消耗精力，因此胸痛评估方案的成功需要主管医师和护士领导者的激情与活力。胸痛单元必须要符合联合委员会、州卫生局和其他监管部门的监管要求，主管医师和护士长需要负责维持这一方案，同时要监控和随访胸痛单元治疗患者的结局。

结构完善和人员配备整齐的胸痛单元可以为胸痛或其等同症状或具有心脏病可能而就诊的患者提供高质量的治疗，获得最佳结局。

第五节　胸痛单元患者的药物治疗

目前尚无随机对照试验表明，在胸痛单元（CPU）中诊断不明的胸痛患者使用哪些药物能够减少不良事件的发生。在美国，急诊有成千上万的胸痛患者需要在胸痛单元治疗，但大多数患者并不是急性冠脉综合征（ACS）。研究表明，在胸痛单元的患者中，2%最终诊断为心肌梗死。以下将主要讨论胸痛单元中阿司匹林、硝酸酯类、肝素和 β 受体阻滞剂等药物在诊断不明的胸痛患者中的应用。

（1）阿司匹林：阿司匹林可减少 ST 段抬高心肌梗死（STEMI）患者 25%的死亡率，这一获益等同于溶栓治疗。同时，阿司匹林还可以减少不稳定型心绞痛（UA）和非 ST 段抬高心肌梗死（NSTEMI）患者的心脏事件。许多随机对照研究表明，阿司匹林治疗价格低廉、安全，而且耐受性好。AHA/ACC 和 ESC 的指南都推荐：确诊或者疑似急性冠脉综合征的患者均需阿司匹林治疗。一项回顾性研究证实，疑似急性冠脉综合征的患者院外服用阿司匹林可以降低死亡率。心肺复苏国际共识会议协作组指出，院前给予阿司匹林是合理的。

急性冠脉综合征患者服用阿司匹林治疗廉价、安全，而且有效。未确诊的胸痛患者在转入胸痛单元前应接受阿司匹林治疗。转入胸痛单元前未使用阿司匹林治疗的患者应在转入后给予阿司匹林治疗。由于药物过敏而不能给予阿司匹林，其他的抗血小板药物，如氯吡格雷，只有在确诊急性冠脉综合征之后才能给予。

（2）抗凝治疗：尚无随机安慰剂对照试验表明 UA/NSTEMI 患者抗凝治疗可以降低死亡率。6 项小规模随机安慰剂对照研究证实，普通肝素（UFH）和低分子肝素（LMWH）可以使 UA/NSTEMI 患者死亡或心肌梗死（MI）的联合终点下降 54%。9 项试验比较了 UA/NSTEMI 患者应用普通肝素和低分子肝素的治疗，其中 4 项研究表明，依诺肝素比普通肝素更能降低死亡或心肌梗死的发生率。皮下注射低分子肝素在急诊室很容易就可以完成。此外，也证实其他抗凝治疗比如比伐卢定和磺达肝素可以降低 UA/NSTEMI 患者发生不良心脏事件。

UFH/LMWH 的最严重并发症是出血。一项纳入 4 个有关 UFH 和 LMWH 的试验分析表明，严重出血发生率为 1%～6.7%，需要输血者为 0.6%～12.2%。在 GRACE 研究的 24000 多名急性冠脉综合征患者中，严重出血的总发生率为 3.9%，但美国患者严重出血的发生率明显偏高，达 6.9%。美国 ACTION 注册研究（以前称为 CRUSADE 研究）的 3 万多例患者中，严重出血发生率为 11.5%。出血并发症部分归因于用药剂量过大，LMWH 超出了 13.8%，UFH 超出了 32.8%。急性冠脉综合征患者的严重出血会增加死亡率。将 CURE 和 OASIS-2 联合分析发现，在发生严重出血患者中，30 天的死亡率为 12.8%，而无严重出血患者仅为 2.5%。确诊为急性冠脉综合征的患者或者临床高度疑似急性冠脉综合征的患者应该给予 UFH 或者 LMWH。由于抗凝治疗可能会引起严重的出血并发症，因此在胸痛单元中对诊断不明的胸痛患者不建议抗凝治疗。

（3）硝酸酯类：溶栓时代前的几个小型研究总体上表明，硝酸甘油治疗可以使心肌梗死的死亡率减少 35%，但 2 个大型随机安慰剂对照研究（ISIS-4、GISSI-3）的结果并没有表明硝酸甘油能改善急性心肌梗死的预后。大多数关于 UA/NSTEMI 患者应用硝酸甘油的试验的样本量都很小并且未设对照组。尚无安慰剂对照的随机研究来阐明硝酸甘油能够缓解 UA/NSTEMI 患者的症状或者减少心脏事件发生。对已有冠心病的患者在家中发生胸痛时，可舌下含服硝酸甘油以缓解胸痛症状；对心电图出现 ST 段抬高的患者应该住院，以评价冠状动脉痉挛所致的可能性。

在急诊，诊断不明性胸痛患者时，舌下含化硝酸甘油是常用措施。但是胸痛是否缓解并不能作为判定患者是否为急性冠脉综合征的依据，也不能据此来左右对这些患者的分诊决策。硝酸甘油可以缓解食管痉挛，同时在胸痛时给予硝酸甘油也具有明显的安慰剂效应。在胸痛单元，不管是给予硝酸甘油膏剂还是静脉输注，都不应该持续使用。

（4）β 受体阻滞剂：β 受体阻滞剂治疗 STEMI 的获益在溶栓时代就已经受到了 2 个大型随机试验的挑战。一项关于早期 β 受体阻滞剂治疗 STEMI 患者的荟萃分析并没有发现死亡率明显下降。最近所进行的大型 ACS COMMIT 试验（93%STEMI，7%NSTEMI）表明，开始使用静脉 β 受体阻滞剂，随后给予口服，并不能减少 8 天时患者的死亡率和不良事件的发生。一项关于 UA 或衍变期 MI 的随机双盲对照研究的结果显示，β 受体阻滞剂可以使其发展为 MI 的风险减少 13%。但是这些试验在使用 β 受体阻滞剂之前均常规给予阿司匹林、氯吡格雷、糖蛋白 IIb/IIIa 受体拮抗剂以及心肌血运重建术。因此这些试验也缺乏充足的证据以评估 UA 患者的死亡率。5 项接受经皮冠状动脉介入治疗（PCI）的急性冠脉综合征患者的汇总试验结果证实，接受 β 受体阻滞剂治疗的患者 6 个月的死亡率为 1.7%，而未接受 β 受体阻滞剂治疗的患者死亡率为 3.7%，但这些结果都是回顾性研究，也未进行随机对照。

胸痛单元的患者应有选择性地使用 β 受体阻滞剂。心房颤动的患者需要用 β 受体阻滞剂控制心率，特别是需要长期服药的患者。长期在家服用 β 受体阻滞剂的患者可能需要继续服药。但是一些需要进行负荷试验的患者，可能需要停药或减量，以确保试验时有足够的心率反应。在胸痛单元中未使用 β 受体阻滞剂的普通患者不应该给予静脉注射或者口服 β 受体阻滞剂。

小结：在胸痛单元中，大多数不能确诊的低危胸痛患者最终都除外了急性冠脉综合征。在这些患者中，唯一可采取的常规治疗是阿司匹林。这一治疗对急性冠脉综合征患者廉价、安全和高效，而且口服能够耐受。除了最终诊断为急性冠脉综合征的少数患者，也不应该常规给予 UFH 和 LMWH。硝酸甘油不能降低急性冠脉综合征患者的死亡率或者不良心脏事件的发生，而不必经静脉注射或皮肤持续给药；但是对于确诊急性冠脉综合征的患者，需要控制症状时可给予硝酸甘油。舌下含服硝酸甘油可以缓解胸痛的症状，这并不能有助于区别真正的急性冠脉综合征患者。也不推荐常规使用 β 受体阻滞剂，但是对于已经服用 β 受体阻滞剂的患者，或有其他指征（如心房颤动时）可继续使用。

第六节　胸痛单元患者的处置

胸痛单元（chest pain unit，CPU）的主要目标之一是识别具有急性冠脉综合征（acute coronary syndrome，ACS）可能的患者，另一个重要目标是对这些患者进行评估和甄别，决定哪些患者应该收住院接受进一步治疗，哪些可以安全出院而又不增加心血管不良事件的风险。胸痛单元的关注焦点和核心是对患者进行风险评估和预防不良事件的发生。本质上，胸痛单元中所进行的是短期风险评估（例如问"该患者现在有急性冠脉综合征的可能吗？"），已经建立的胸痛单元与各种各样的门诊系统、住院系统高效整合的医疗流程对长期不良事件的预防也产生重要影响。通过简明标准来筛选需要进入胸痛单元的患者，实施设计良好的临时留观处置程序以对患者进行连续评估和诊断检查，可以甄别需要住院或安全回家的患者。周密的出院计划也很重要，因为还需要意识到一些影响安全出院的非医学因素，以便临床医师和管理人员能够建立一个安全有效并高效运转的胸痛单元指南，指导对急性冠脉综合征的可能患者的处置。

（一）胸痛单元患者的收治：适当的选择标准以"排除急性冠脉综合征"

短期临时留观处置程序要获得成功，最重要的决定性因素之一就是选择适当的患者。大多数情况下，患者经过一定级别的医师评估后收入临时留观单元。一旦患者主诉胸痛，在进入胸痛单元前，需要询问基本病史、查体、完成 12 导联心电图和检测初始心脏标志物。该过程所获得的一些基本信息可鉴别：①患者急性冠脉综合征或不良事件风险高，有住院指征而不必行进一步的检查；②患者症状明显为非缺血性，不适合进入"急性冠脉综合征排除诊断"的临床路径。同时，在进入胸痛单元之前，应该详细考虑各种影响患者安全出院的临床和后勤的资源因素。早期识别这一类患者，会使得胸痛单元的运行更为高效，也可以避免出现患者最终处置困难的问题，这些问题常常会影响胸痛单元的高效运行。这个提示很重要，特别是医师和护士在交接班时要同时移交患者。任何临时留观单元的工作人员都不愿接手一个没有任何明确处置方案的患者。

（1）出院时需排除急性冠脉综合征或心血管不良事件的高危患者。简而言之，生命体征不稳定（如血压过低、呼吸不稳）、心律失常、心电图出现缺血性改变或心脏标志物升高，提示心肌损伤的患者，不应进入胸痛单元临床路径，而是应该收住院。其初诊医师应将这些患者评估为高危急性冠脉综合征，不应留在胸痛单元，要按照临时留观单元的诊断程序处置，大多数情况下只会延误患者住院和适当的治疗。此外，越来越多的诊断策略，包括心电图和系列心脏标志物检测，应用于这组急性冠脉综合征的高危患者时，出现假阴性结果的机会也会明显增加。因此，将高危患者收入胸痛单元不仅导致运行效率降低，也会增加患者和医护人员的风险。

（2）通过临时留观处置策略排除急性冠脉综合征低危患者。不典型或隐匿性急性冠脉综合征患者的诊断存在着一定的困难，但对症状体征提示急性冠脉综合征的患者，仍有可能排除急性冠脉综合征的诊断。临床排除这些风险极低患者的主要优势是避免过度占用临时留观单元的资源。验前概率预计值很低（＜1％）的急性冠脉综合征患者更有可能在心电图和心脏标志物的检查中出现假阳性结果。对这些患者采用胸痛单元的检查策略，将会引起许多假阳性结果和不必要的影像学检查或有创检查，从而增加患者的经济花费和治疗风险。

对一些理论上"无风险"的患者，在患者进入胸痛单元前，急诊筛选程序应着重强调通过现有急诊检查（如胸片、CT 肺动脉造影等检查）以识别常见心肺疾病，如肺炎和肺栓塞等。若能确诊，也就排除了急性冠脉综合征的可能，但很多情况下并不能排除急性冠脉综合征的可能，因此临床医师也不应过于依赖这一诊断策略。例如消化系统疾病胃食管反流疾病（GERD），尽管是一种急诊常见的非创伤性胸痛，却不能在急诊时得到确诊。一些临床医师常常出现的疏漏是更愿意将患者诊断为一种临床常见病（如 GERD）而忽略不典型急性冠脉综合征的可能性。在所有情况下，评估医师一定要细心谨慎，要想到急性冠脉综合征或可能合并存在急性冠脉综合征的其他疾病。

（3）排除因后勤资源等非医疗原因而影响安全出院的患者。在一个患者进入临时留观路径之前，要从后勤资源方面对现实情况进行前瞻性评估，以确定患者在所有的检查结果都是阴性时能否顺利出院。经常会存在一些很容易发现的、影响患者安全出院的非医疗因素。在患者进入胸痛单元之前，初诊医师就应该确定这些因素，并且交班时一定要给其他医护人员说明，并设法解决。许多急诊患者到急诊之前生活可以自理，但在就诊后可能被评判为需要全程或部分护理。出现这一情形的常见原因是，运动能力缺乏或认知功能障碍的逐渐进展或者以前未发觉，从而限制了患者日常活动的能力。如果不能立即为这些患者安排门诊医护人员，就应采取适当步骤收住院。患者不可避免地会因这种"社会原因"而住院，进入胸痛单元只会延迟时间。

（二）从临时留观单元收住院的指征：住院标准

胸痛单元临时留观期间对具有急性冠脉综合征可能的患者处置的主要目标是收集患者风险评估的临床资料。在胸痛单元获得的信息，既具有客观性又具有主观性，或者可在胸痛单元中证实患者为低危，或者可改变患者的风险评估分层，将患者从急性冠脉综合征低/中危变更至高危，从而需要住院和紧急介入治疗。虽然这些信息在许多情况下对急性冠脉综合征并不具有特异性，但对特定患者，其风险水平升高通常提示需要立即处置，并离开胸痛单元临床路径。

任何用于临时留观评估具有急性冠脉综合征可能患者的临床路径都应明确规定住院标准，即临床终点或诊断终点。若患者符合这些标准，无论是否需要急诊介入，都应该住院。虽然患者临时留观期间处于被动地位，但医护人员的工作具有主动性，需要密切而频繁地评估病情。胸痛单元急性冠脉综合征路径的核心诊断要素包括：密切监测生命体征、评估患者症状、复查并分析 12 导联心电图、系列心脏标志物测定。胸痛单元路径的另一个作用是给临床医师一定时间，以确诊其他疾病；这样一来，实际临时留观时间就成为胸痛单元程序中的另一个具有重要价值的工具。考虑到其他诊断，可以提高整个诊断程序的准确性和有效性。

临床标准：①原因不明的心动过缓或心动过速；②低血压；③严重高血压；④呼吸困难进行性加重或持续性呼吸困难；⑤难治性或复发性缺血性胸痛；⑥患者的功能状态较前严重恶化。

诊断标准：①新出现的心电图改变或动态心电图改变；②新出现的心脏标志物升高；③即刻负荷试验异常。

1．临床资料的评估

临床资料的评估在临时留观期间最为重要。

临床资料包括检查患者的生命体征和对患者症状的再评估。常规复查生命体征有助于检出临床失代偿的早期征象，这些都应当列入制订好的方案并勤做记录。

根据胸痛单元规程，患者在临床临时留观中所出现的任何生命体征异常，都需要给出合理解释。如不能给出一个很好的解释，该患者就需要住院进一步分析评估。

（1）心率监测：原因不明的心动过缓或心动过速，常常意味着有明显的生理功能障碍。心动过缓可能是心脏传导系统缺血或梗死的一个早期征象，尤其是在房室结受累时，而房室结阻滞的恶化可能提示梗死进展；胸痛单元出现的心动过速有多种可能性，新发心动过速患者必须要判断心律，窦性心动过速可能是潜在的临床失代偿或休克早期的唯一征象。如果基础疾病是心肌缺血，那么窦性心动过速可能提示左心室功能不全，或存在新发血流动力学损害（如乳头肌功能失调所致急性二尖瓣反流）。缺血和疼痛所致的交感神经兴奋也是急性冠脉综合征患者出现窦性心动过速的常见原因。对胸痛单元患者突然出现的心动过速，评估者必须时刻警惕其他非急性冠脉综合征的诊断。脓毒症、肺炎、肺栓塞这些常见病，起初的生命体征和诊断性检查都可能表现为相对正常。除窦性心动过速外，任何其他新出现的心律失常都应甄别并给予正确的治疗。

在胸痛单元患者中，医源性原因所致的心律异常很常见，必须充分考虑并引起重视。评估者一定要考虑到心脏病患者所使用的心脏活性药物的影响（如β受体阻滞剂、钙拮抗剂以及其他减慢房室结传导的药物）。窦性心动过速也可能是因应用硝酸酯类或肼屈嗪等扩血管药物后的神经反射所致，或可能是因服用利尿剂引起血容量减少所致。因静脉切开术导致的血管迷走神经反应引起窦性心动过缓和低血压，持续短暂并具有自限性，不必过分关注。

当然，患者心率和其他临床资料变化的重要意义，经治医师最有发言权，最好应由他们决定进一步的诊疗措施。

（2）血压监测：与心率异常相似，原因不明的低血压也是一个预后凶险的征象，临床医师应警惕严重的心功能不全或者非急性冠脉综合征的可能。一方面，胸痛单元中的低血压患者，除医源性因素以及血管迷走神经反射导致外，都应当考虑收住院。另一方面，高血压并不是急性疾患或失代偿的可靠指标。高血压的控制应当谨慎，胸痛单元中很少会有单独孤立性高血压的低危患者住院。

（3）呼吸窘迫和低氧血症：原因不明的呼吸急促或休息时呼吸困难，可能提示反复缺血、肺水肿或者肺栓塞。尤其是老年患者，心绞痛常常表现为呼吸困难。所以，如果出现呼吸窘迫，一定要重新仔细检查双肺和颈静脉压。临床医师应考虑采用适当的影像检查重新评估胸部。

（4）反复缺血性胸痛：临时留观者静息时反复发生缺血性胸痛，应常规作为住院指征之一。这种处置的逻辑推理是，既然患者在最佳条件下还有静息缺血性胸痛发作，那么他们在家里当然也会继续发作。无心电图改变、数小时后肌钙蛋白也不升高的持续性难治性疼痛远不如阵发性、反复发作的疼痛更能提示心源性病因。需要警惕的一点是，缺血性疼痛的短时发作可能捕捉不到心电图变化，心脏标志物也可能不升高。

2. 临时留观期间的心电图异常和心脏标志物检查

（1）心电图动态变化：根据病情变化进行的心律监护和复查 12 导联心电图，是胸痛单元程序中的重要组成部分。心电图改变的住院标准主要是对照心律稳定时初始心电图有无诊断意义（无诊断意义是指正常、非特异性改变、与以前描记的心电图比较无明显改变）而制订。

心电图住院标准：

ST 段动态变化：ST 段压低、ST 段抬高、新出现的左束支阻滞——非心率依赖性。

新出现的心律失常：新出现的Ⅱ或Ⅲ度房室阻滞，室性心动过速，频发室性异位节律。

（2）持续心律监护：患者在排除心肌梗死的过程中需要持续监护心律，其目的是检出新出现的心律失常，尤其是室性心律异常和高度房室阻滞。一旦发现上述情况，患者就应收住院。若出现房性心律失常，如房扑、房颤或其他室上性心动过速，如果心率达到一定程度，那么可能需要重新进行评估，做出急性冠脉综合征之外的合理诊断。

（3）ST 段改变：标准的远程监测系统并不能发现症状改变时系列或连续 12 导联心电图检测出的有诊断意义的 ST 段改变，尤其是 ST 段比基线水平抬高或压低≥1mm，需要特别关注。

（4）T 波改变：T 波低平或倒置对急性心肌缺血的特异性不如 ST 段改变。在胸痛单元中，决定收住院以前，应审慎看待 T 波的动态变化。对于 T 波倒置，一个非常有用的经验是，随着 T 波倒置深度的增加，急性冠脉综合征的可能性也增加。然而临床上常出现的一种疏忽是，在胸痛单元花费了数小时的诊治之后，结果发现 T 波倒置和（或）低平是由于基线不稳或复查心电图使用不同的心电图仪器、电解质改变所致。体位改变对 T 波的形态也有很大影响。同一个患者，在直立、坐姿或侧卧位时，心脏在胸腔内的解剖位置会有很大的变化。同样，导联位置的改变也会对心电图的波形产生很大影响。目前，几乎所有心电图机都是数字化的，胸痛单元医护人员应该了解，不同的心电图机厂商可能使用不同的滤波软件来描记心电图。这些数据处理过程中的差异可能引起心电图波形的细微改变。为保持前后一致，临时留观期间每位患者描记 12 导联心电图时最好采用统一的半坐位，并使用同一台心电图机和相同的电极位置。

另一种极易混淆的心电图明显动态改变是由于明显的电解质紊乱导致，特别是钾、钙和镁的异常。在胸痛单元临时留观期间，积极纠正电解质紊乱是临床工作的一项主要内容，在电解质紊乱纠正后心电图恢复正常。因此，胸痛单元的临床医师对电解质变化时心电图的波形改变不必大惊小怪。一种比较少见的情况是，低体温也会对心电图产生影响。无论如何，仅凭患者 T 波改变而收住院之前需要三思。

（5）心脏标志物异常：直到最近，大多数心肌肌钙蛋白试剂的检测技术局限仍旧是循环中可检测到的肌钙蛋白对急性冠脉综合征的诊断特异性不够。最近，高敏心脏肌钙蛋白检测（cTnI 或 cTnT）可检测到循环中极其微量的肌钙蛋白。这样一来，在胸痛单元中相当一部分患者可以检测出肌钙蛋白。不幸的是，大量的低危患者也包括其中，他们的肌钙蛋白水平升高可能与急性冠脉综合征无关。事实上，肌钙蛋白升高也可能与其他非急性冠脉综合征的心脏疾病有关，如心力衰竭失代偿和高血压急症/次急症就是最常见的原因。尽管这些疾病并不是真正的急性冠脉综合征，但迄今为止，所有的肌钙蛋白升高都与死亡率和短期不良事件发生率增加有关，理应得到积极的治疗。

为了保证根据血清肌钙蛋白升高做出急性冠脉综合征住院决定的准确性，可将以下 2 项策略整合到胸痛单元指南之中。

确定一个诊断界值，并在医疗机构中严格遵守。在当地实验室及试剂厂商的协助下管理胸痛单元的心脏科医师和急诊科医师应该就诊断界值达成一致意见，一旦患者达标，立即安排住院。实际上，仅靠诊断界值本身并不能够确诊急性心肌梗死或急性冠脉综合征，但它确实为急性冠脉综合征高度可能的患者提供了验后评估。在使用高敏肌钙蛋白诊断试剂时，诊断界值有可能要比可检测下限高出 5～10 倍。

肌钙蛋白的变化趋势是呈峰型还是平台型。肌钙蛋白浓度处于诊断界值和可检测低限之间的患者，应当仔细重新评估和系列检测。在肌钙蛋白升高而不能确诊时，医师应再次回到患者床旁，有时会从患者的体检和病史中获得先前未能发现的新信息。系列检测是为了分析肌钙蛋白的变化趋势，同时可以发现假阳性结果。胸痛单元系列检查的采血间隔时间应在 2～4 小时。最近，还没有资料支持采血间隔少于 90 分钟的做法。如果重新评估仍不能够确诊，那么重复检查以分析变化趋势是合理的做法。

非诊断性肌钙蛋白水平的趋势分析有 3 种类型：峰型、衰减型或平台型。峰型对急性疾病过程高度特异，在合理收治的胸痛单元患者中，急性冠脉综合征是这种分布趋势的最常见病因。衰减型和平台型常常提示亚急性或非急性冠脉综合征疾患、近期发生的急性冠脉综合征缓解期或者检验错误。总之，肌钙蛋白呈峰型或衰减型的患者通常需要住院，而肌钙蛋白呈平台型的患者需充分结合他们的临床表现给予个体化的治疗和处置。

3. 负荷试验和高级成像技术

将高级成像技术和负荷试验整合到胸痛单元方案主要取决于一些地方性因素，特别是可用资源、医院的偏好以及专家意见。根据这些高级试验的阳性结果而制订的住院标准目的应集中在急性冠脉综合征的治疗意向和进一步介入检查的必要性（如冠状动脉造影）。大多数试验结果阳性的患者需要住院，但是低危冠状动脉综合征患者则不必住院。

4. 胸痛单元方案的最后步骤，应重新评估功能状态

系列心脏标志物及心电图检查均无诊断意义的稳定患者，很容易评价患者的基础功能状况。胸痛单元的"步行试验"是一种判定患者是否适宜出院的有效方法。医护人员可以帮助患者在胸痛单元或走廊走动，做低级别运动，步行 1 分钟或 2 分钟。为保证真实再现患者的实际生活运动环境，需努力复制患者的家庭条件，如基线氧供、用助步器或拐杖。这些运动试验偶尔会引起一些休息时不会出现的情况，如缺血症状复发、血压异常、心率改变、呼吸窘迫等。如果这些简单的评估结果为阳性，即使还未进行负荷试验，也需要收住院。

（三）已确诊冠心病的患者，适合门诊医疗处理策略的情况

对一些有冠心病的患者，出现症状时需要进行评估。由于冠心病患病率高，从临时留观方案中剔除所有的既往冠心病患者显然不切实际。仔细评估患者目前的症状，包括症状发作的时程、次数，对鉴别患者急性冠脉综合征低危还是高危很有帮助。既往冠心病的低危患者有专门的诊断和治

疗目标。由于这些患者已知有冠心病，其即刻诊断目标是排除心肌梗死和观察持续性心肌缺血。通过标准的心电图和系列心脏标志物检测，这一临时留观策略在胸痛单元一般需要 6～12 小时来完成，其治疗目标是稳定病情、调整药物的治疗方案，包括影响心肌氧供与需求平衡的药物和抗血小板治疗（如阿司匹林）。

除既往有冠心病的患者外，在胸痛单元也常可见到其他一些特殊情况，可以到门诊求治而不是收住院。部分患者的严重冠心病，既不适宜手术，又不适宜介入治疗，此前医师已做过评估，并且医患双方经过慎重考虑决定采取长期药物治疗的方案。当需要对这些患者的有限缺血症状进行评估时，在完成临时留观处置方案排除了急性心肌梗死的可能后，这些患者就可以出院回家。如前所述，在胸痛单元中反复缺血发作是住院的指征，该部分患者也不例外。可以在患者的治疗小组帮助下优化药物治疗方案，并建立周密的随访方案。还应当告知患者，其疾病有发生冠状动脉心血管事件的长期风险。

已经确诊冠心病的患者服药依从性差是发生缺血症状的最常见原因之一。不愿服用抗心绞痛药物和抗高血压药物是相对直接的原因。缺血症状的出现是可逆性血氧供需失衡的结果，并不代表急性冠状动脉事件（如斑块破裂或血栓形成）。排除急性心肌梗死后，简单的重新服药治疗并将患者转诊至心脏科医师或社区保健医师就足矣。与之明显不同的是，抗血小板药依从性差的患者出现症状发作时，则急性冠状动脉血栓形成的风险很高，尤其是置入冠状动脉内支架的患者。这些患者的急性冠脉综合征短期风险会更高，即便患者已完全排除急性心肌梗死，也需要住院进行更积极的抗凝、抗血小板治疗。

最后，已确诊冠心病的患者，也属于急性冠脉综合征低危人群，通过心电图和系列血清标志物检测可以成功地排除急性心肌梗死，但还需要在门诊行诱导缺血评估，以指导进一步的介入治疗。与那些"仅用药物治疗"的患者不同，有指征时，这些非急性期的患者非常适合外科手术或 PCI。一旦他们成功完成胸痛单元评估方案，也没有发现任何主观或客观异常，胸痛单元的规程允许这些低危患者在门诊进行检查，但这项策略是假定患者对药物治疗、随访预约以及预防措施的依从性好。在该亚组患者中，其不良心血管事件的短期发生率接近于非冠心病人群。

（四）随访

胸痛单元评估程序的最后一步是安排患者门诊随访。安排随访时要牢记，中危患者和低危患者存在重要的区别。中危患者离开胸痛单元时需要周密计划，在极短时间内——数天而不是数周——联系社区保健医师或心脏科医师。下次门诊随访的中心任务是尽量调整心血管危险因子和重新全面评估。而那些没有心血管危险因子的低危患者则不需要如此密切随访。多数情况下，社区保健医师常规随访就足够了。

影响随访计划依从性的关键因素之一是就诊途径。强烈推荐胸痛单元与需转诊的社区保健服务单位、接收胸痛单元转诊患者的心脏科之间制订直接转诊计划。对于新来医院急诊室的患者，一般应该能够提供有关电话应诊或者门诊会诊名单，这些联系方式对于避免患者失访非常必要。

应该特别着重强调患者进行或者鼓励患者进行门诊负荷试验。尽管有关延迟负荷试验的安全性数据不足，目前仍在应用即刻和延迟负荷试验的模式。对于那些由于经济原因或其他非医疗因素而无法按计划进行门诊测试的患者，有必要将即刻负荷试验或冠状动脉造影纳入胸痛单元指南。若患者就诊时缺少实施这些检查的条件或是患者不能进行这些检查，有时推荐先行住院。不管胸痛单元的最终花费、临时留观时间长短以及日益增加的住院率如何，患者的安全是需要优先考虑的因素。如果患者不能按部就班地遵循随访计划，那再好的门诊医疗保健计划也会付之流水。

还需要注意医疗模式以及患者对其自身健康状况担负的责任，每一个医疗中心都要在两者之中寻求平衡点。有人认为，对一些能够到门诊就诊、没有随访的非医疗障碍并且有专门的随访安排的低危患者，即刻负荷试验虽然方便，但在医学上并非必需。

患者也应当参与制订出院计划，这样他们会对治疗计划感到满意，也有机会询问问题，并且对刚完成的医疗过程的基本要点有一个大致了解。千万不要给患者留下医疗计划尚未完成的印象；相反，应该注意强调他们已经圆满完成了众多评估程序步骤中的第一步。出院前教育和出院文件也应该清楚地说明，尽管他们目前没有发生心肌梗死，但还需遵循随访指导以防止发生不良心血管事件。

（五）小结

只有清楚地了解各种处置结果，短期临时留观的胸痛单元评估急性冠脉综合征可能的患者才会行之有效。明确特定的住院条件和出院标准，对于维持临时留观处置程序的高效运行、改善急性冠脉综合征的早期识别和治疗、提高住院准确率非常必要。在设计制订必须住院或出院的临床路径时，目前应着重于其临床实用性，这是因为在临时留观医疗的很多关键领域，目前文献的证据水平还不够高，或是与现实世界中未确诊的患者群体之间缺乏相关性，这些患者最终可能到急诊就诊。在这些中心，强调患者安全性和利用现实资源的本地解决方案，应时刻贯穿于其运行过程中，选用的方法也应通过不断完善方案、改进医疗行为方式而不断完善。

第三章　急性心力衰竭

急性心力衰竭（简称急性心衰）是指继发于心功能异常的急性发作的症状和体征。其发作时可伴有或不伴有先前的心脏疾病。心功能不全包括收缩功能不全和舒张功能不全，心脏节律异常，或前后负荷不匹配。急性心衰往往危及生命，要求紧急诊断，同时应立即给予治疗干预。

在许多国家由于人口老龄化以及急性心肌梗死（AMI）存活率的提高，使得当前慢性心力衰竭（CHF，简称慢性心衰）患者的数量快速增长，同时伴发失代偿性心力衰竭的住院患者数增加。流行病学资料显示，急性心衰多发生于平均年龄 70 多岁的老年人群。在美国，有 80％的急性心衰患者以前有心衰病史。欧洲的研究显示，1/3 的心衰患者是新发的。40％～55％的患者左心室收缩功能正常或相对正常，这一结果女性较男性更常见。急性心衰患者中 50％～60％有冠心病，72％有高血压。合并其他病也很常见，30％合并肾脏疾病，43％合并糖尿病，30％合并慢性阻塞性肺疾病。

第一节　急性心力衰竭的病因

慢性心衰失代偿和急性发作是急性心衰的主要原因，因此，所有引起慢性心衰的疾病都可导致急性心衰。在欧洲国家中，冠心病占急性心衰病因的 60％～70％，在老年患者中比例更高。而被调查的年轻人中，急性心衰多是由于扩张型心肌病、心律失常、先天性心脏病、瓣膜性心脏病或心肌炎引起。急性心衰的病因及促发因素如下。

（1）先前存在的慢性心衰失代偿（如心肌病）。

（2）急性冠脉综合征：①心肌梗死/大范围缺血的不稳定型心绞痛和缺血性心功能不全；②急性心肌梗死的血流动力学合并症；③右心室梗死。

（3）高血压危象。

（4）急性心律失常（室速、室颤、房扑或房颤，其他室上性心动过速）。

（5）瓣膜反流（心内膜炎、腱索撕裂、原有的瓣膜反流加重）。

（6）重度主动脉瓣狭窄。

（7）重症急性心肌炎。

（8）心脏压塞。

（9）主动脉夹层。

（10）产后心肌病。

（11）非心血管因素：对治疗缺少依从性；容量负荷过重；感染，特别是肺炎或脓毒症；严重的肺部感染；大手术后；功能减退；哮喘；药物滥用；乙醇滥用；嗜铬细胞瘤。

（12）高心排血量综合征：脓毒症；甲状腺危象；贫血；动静脉分流综合征。

心衰的临床表现通常被认为主要由左心室收缩功能不全或舒张功能不全引起，而临床上左心室收缩功能不全和舒张功能不全常同时存在。收缩性心衰缘于左心室收缩受抑制而导致心脏射血功能下降。一系列病因引起左心室心肌损伤从而造成收缩性心衰，其中最常见病因是心肌梗死和心肌缺血，其他一些常见的病因包括高血压、扩张型心肌病、病毒性心肌炎和心脏瓣膜病。

舒张性心衰是由于左心室顺应性下降，从而导致舒张期充盈受限，左心室舒张压升高，肺毛细血管楔压增加。舒张性心衰也称为收缩功能正常性心衰。舒张性心衰常见于高血压、左心室肥大、急性冠状动脉缺血。舒张性心衰在老年人群中很常见，特别是女性，可能是衰老导致心脏顺应性进行性下降的结果。舒张性心衰少见病因包括限制型心肌病、慢性缩窄性心包炎。

一、冠心病和心衰

冠心病可通过不同的机制导致急性心衰。急性缺血可诱发左心室充盈压升高和舒张性心衰，也可能引起心肌功能障碍，即使在恢复正常血流后。急性心肌梗死可造成心肌坏死和急性左心室收缩功能不全。心肌梗死的并发症如乳头肌缺血、断裂可导致急性严重二尖瓣关闭不全和急性心衰。室间隔梗死、坏死、破裂可致急性心衰合并心源性休克。慢性缺血则引起心肌功能障碍但无心肌梗死，这个过程被称为"心肌冬眠"。急性心肌缺血所致心肌功能损害通常是慢性缺血和梗死叠加的结果，所以冠心病往往通过多种机制引起急性心衰。

在欧洲一项观察性研究中，入选急性心衰合并急性冠脉综合征（ACS）而既往无心衰病史的病例，指出有13%ACS患者入院时表现为心衰，另有5.6%患者住院期间发生心衰。ST段抬高心肌梗死与非ST段抬高心肌梗死的急性心衰发生率均为15.6%。不稳定型心绞痛患者的急性心衰发生率均为8%。上述患者的预后较差，入院时表现为心衰的患者住院病死率为12%，住院期间发生心衰的患者住院病死率为17.8%，是没有心衰的ACS患者病死率的3~4倍。

临床上有些急性心衰患者可能在超声心动图上没有左心室收缩功能不全证据，也没有心肌酶显示心肌坏死。大部分急性心衰合并ACS的患者出院时左心室收缩功能正常，只有少数患者有慢性心衰。这些患者不仅住院率高，而且出院后发病率和死亡率高，6个月病死率达8.5%，6个月内再入院率为24%。

早期积极的药物及介入再灌注的策略已明确，上述患者必须考虑此治疗方法，早期治疗应包括静脉注射利尿剂、静脉注射硝酸甘油和β-受体阻滞剂。主动脉内球囊反搏适用于早期积极的药物治疗后仍有心肌缺血症状和体征的患者。冠状动脉造影可确定最合适的再灌注策略。

二、急性心肌梗死后心衰

在一项5573例研究中，急性心肌梗死患者住院期间42%有左心衰或左心室收缩功能不全，这些患者往往是老年人，多为女性，可能既往有心肌梗死或冠状动脉搭桥手术病史。合并症多见，包括外周动脉疾病、高血压、糖尿病、陈旧性脑卒中等。这些患者的住院病死率为13%，而没有心衰或左心室功能不全的急性心肌梗死患者为2.3%。肺淤血、射血分数不到40%的患者病死率为13%~21%。其他并发症也较为普遍，包括房性、室性心律失常、脑梗死和脑卒中。

对于急性心肌梗死导致急性心衰的患者，快速再灌注是治疗的基石，包括溶栓、急性冠状动脉血管成形术或紧急冠状动脉搭桥手术等治疗。GRACE研究中血运重建术降低了ACS和急性心衰患者病死率。

对于有心肌梗死后心衰或严重左心室收缩功能不全（射血分数低于 40％）的患者，药物治疗疗效已被大量随机对照试验所证实，可以降低病死率和再住院率。β-受体阻滞剂已成为治疗此类患者心肌梗死后标准治疗中的一部分。有资料指出，使用 β-受体阻滞剂卡维地洛使相对危险度减少 23％。SAVE 研究是第一个显示心肌梗死后射血分数低于 40％患者使用血管紧张素转换酶（ACE）抑制剂卡托普利有益的试验。42 个月的随访中绝对病死率降低 5％。另有研究应用 ACK 抑制剂雷米普利治疗心肌梗死后的心衰患者，在心肌梗死后 3～10 天开始使用雷米普利明显降低了平均 15 个月的随访期间的死亡率。一项试验应用 ACE 抑制剂群多普利治疗心肌梗死后射血分数低于 35％的患者，结果明显提高了 2～4 年随访期间生存率。因此，应及早、长期持续地应用 β-受体阻滞剂和 ACE 抑制剂。

有研究比较了血管紧张素受体拮抗剂氯沙坦和卡托普利对心肌梗死后心衰患者的疗效，使用卡托普利总病死率无显著减少，而使用氯沙坦副作用较少。另有研究使用大剂量血管紧张素受体拮抗剂缬沙坦，在改善生存率和降低心血管发病率上与 ACE 抑制剂同样有效。因此，血管紧张素受体拮抗剂被推荐用于心肌梗死后心衰但不能耐受 ACE 抑制剂的患者。

醛固酮受体拮抗剂也被证明在改善心衰或心肌梗死后左心室功能不全患者的预后上有效。有研究证实，伊普利酮能显著降低 16 个月随访期间的死亡率和再住院率。依普利酮早期治疗 30 天后能降低病死率和减少心脏猝死发生。

三、急性心肌炎与心衰

心肌炎，被定义为心肌炎症，是一种不常见的急性心衰的病因。急性心肌炎可发展为严重左心室功能不全和急性心衰。在少数情况下，心肌炎可表现为暴发性心衰和心源性休克，病死率很高。大量的实验动物数据表明，病毒性心肌炎导致免疫机制的激活亦可引起扩张型心肌病和慢性心衰。

感染是心肌炎的常见病因，通过血清学和心肌细胞基因组分析认为肠病毒、腺病毒是重要致病病原体。南美锥虫病的病原体是原生动物克氏锥虫，是一种中南美洲的地方性心肌炎，可导致慢性心衰，免疫机制是心肌炎重要的致病途径，心肌炎可合并巨细胞动脉炎、系统性硬化症、系统性红斑狼疮和多发性心肌炎。

心肌炎是一临床诊断，对新发心衰、发病前有或没有出现类似流感症状的患者应考虑心肌炎诊断。心肌炎可表现为胸痛，白细胞计数升高，血沉增快，肌酸激酶及肌钙蛋白水平升高，以及心电图心肌缺血或梗死样改变，但这些改变并非总能观察到。心内膜心肌活检可用于帮助诊断。然而，心肌活检组织学证据目前缺乏敏感性，而且观察者之间存在高度的变异性。对于心肌炎的临床疑似患者，只有 10％～67％的活检结果阳性。

心肌炎引起心衰的药物治疗类似于其他病因导致的心衰，利尿剂、ACE 抑制剂和 β-受体阻滞剂有效。许多患者诊断后前 6 个月左心室功能有显著的自发改善。对皮质类固醇和其他免疫抑制药物的使用仍有争议。早期研究表明，使用皮质类固醇可使左心室射血分数有小幅改善，其他研究则将免疫抑制药物应用于免疫激活的患者。一项关于心肌炎治疗的试验表明，免疫抑制治疗没有明显益处，尽管此项设计本身存在问题。基于这些研究，一般推荐常规心衰治疗 1～2 个月后左心室功能障碍无自发改善的患者进行 1～3 个月的皮质激素和硫唑嘌呤试验性治疗。如果射血分数提高，则逐渐减量并维持剂量 6～12 个月。

急性暴发性心衰和心源性休克的患者需要静脉血管扩张剂和强心治疗，可能会用到心室辅助装置或心脏移植。大量暴发性心肌炎的个案均提到心室辅助装置。通过积极的支持，大多数患者心功能可恢复正常，暴发性心肌炎预后往往较好。因此，积极的支持治疗，包括心室辅助是其适应证，对进行积极的支持治疗无明显改善的患者应考虑心脏移植。

第二节　急性心力衰竭的病理生理改变

急性心衰是一种临床综合征，伴有心排血量减少、组织低灌注、肺毛细血管楔压（PCWP）增加和组织充血。其根本发生机制可以是心源性或心外因素，随着急性综合征的解决，急性心衰可以是短暂的、可逆的，亦可以引起永久损害从而导致慢性心衰。

传统观点认为，心衰急剧恶化的病理生理特点表现为肺毛细血管楔压增高和心排血量降低。有研究表明，急性心衰住院患者中 60% 有冠心病病史，53%～70% 有高血压，>30% 有房颤或房颤病史，>25% 有糖尿病，20% 患者的肌酐水平 >176.8μmol/L（2mg/dL）。从这些数据看出，急性心衰常伴有其他脏器的功能障碍或衰竭，与急性心衰互为因果关系，因此急性心衰可能有着更为复杂的病理生理过程。

一、急性衰竭心脏的恶性循环

急性心衰综合征的最终共同点是重度心肌收缩无力所致心排血量不足以维持末梢循环的需要不考虑引起急性心衰的根本原因，不进行合理治疗，将导致恶性循环，从而导致慢性心衰和死亡。

为了能使急性心衰患者对治疗有反应，必须是心功能不全逆转。这对于因心肌缺血、顿抑或冬眠引起的急性心衰是极其重要的，因为心肌缺血、顿抑或冬眠引起的心肌功能不全经过合理的治疗后是可以恢复正常的。

二、心肌顿抑

心肌顿抑是在较长时间的心肌缺血后发生的心功能不全，可以短期存在，即使在血流正常时亦可存在。临床和实验研究均发现了上述现象。心功能不全的机制是过度的氧化应激、钙离子内环境的改变、收缩蛋白钙离子脱敏及心肌抑制因子作用等。心肌顿抑的程度和持续时间取决于先前心肌缺血损伤的严重性和持续时间。

三、心肌冬眠

心肌冬眠是因冠脉血流严重减少引起的心功能损伤，尽管心肌细胞未受明显损伤。通过增加血流和组织摄氧，冬眠心肌可以恢复其正常功能。心肌冬眠被认为是一种适应机制以降低氧耗，从而预防因心肌层血流减少所诱发的缺血和坏死。

心肌冬眠和心肌顿抑可以同时存在。当顿抑心肌保留收缩能力并对收缩刺激有反应时，冬眠心肌可以通过血流的再通和组织摄氧的恢复及时恢复。既然这些机制取决于心肌损伤的持续时间，要逆转这些病理生理改变必须尽快恢复组织摄氧和血流。

四、肾功能不全或心肾综合征

肾功能不全在急性心衰患者中提示预后不良，像许多临床参数如左心室射血分数和 NYHA 心功能分级一样有重要的预后意义。在住院期间肾功能恶化较基础肾功能是预后不良更为重要的预测因子。Gottlied 等对 1002 名急性心衰患者的预后进行了研究，包括一些左心室收缩功能相对正常的患者。肌酐水平增加 26.52μmol/L（0.3mg/dL）对预测死亡或≥10 天存活期的敏感度分别为 81％和 64％，特异度分别为 62％和 65％。与之相似，Smith 等报道，通过对 412 例患者的研究表明，肌酐水平增加 17.7μmol/L（0.2mg/dL）提示住院期间预后不良。虽然心功能可以通过心排血量降低、静脉压增高或血管收缩直接影响肾功能，可能各种神经体液因素的激活，即使是心排血量正常的患者，也可引起肾功能不全。肾功能不全与心功能和（或）神经体液激活导致的水钠潴留和进一步激活肾素-血管紧张素-醛固酮系统有关。肾脏水钠潴留会引起低血容量和低钠血症，钠的重吸收增加伴随肾素的重吸收增加，引起尿素氮水平增高。这样一种恶性循环促进心衰进展（心肾综合征），由此可见除了改善血流动力学和神经体液状况，改善肾功能也是急性心衰治疗和研究的一个重要目标。

心衰患者可伴有永久的肾功能不全且独立于心衰程度而存在。但许多急性心衰和肾功能不全的患者存在一种称为血管收缩性肾病的情况（异常的血流动力学或神经体液的激活引起入球小动脉收缩），这种情况是部分或完全可逆的。这些患者的特点为尿素氮水平明显增高而肌酐水平轻度增高，尽管存在充血的症状和体征。目前尚不清楚哪种治疗措施对这些患者最佳（可能包括超滤、抗利尿激素拮抗剂和利尿剂的应用）。

五、神经体液的作用

在认识钠尿肽之前，认为细胞外的液体是通过肾脏、肾上腺和交感神经经肾素-血管紧张素系统及其他神经内分泌机制来调节的。目前认识到，钠尿肽在体液平衡和血压调节方面也发挥着重要作用。目前发现的钠尿肽有 3 种：A 型钠尿肽（ANP），主要由心房分泌；B 型钠尿肽（BNP），主要由心脏的心室分泌；C 型钠尿肽（CNP），则局限于内皮细胞。钠尿肽的临床作用主要是扩张血管，排泄钠，降低内皮素水平，抑制肾素-血管紧张素-醛固酮系统和交感神经系统。BNP 作为激素前体被合成，可分解为无活性的 N 末端前-BNP，其半衰期为 2 小时，而病理生理学上有活性的 BNP 半衰期为 20 分钟。心脏对血容量扩张和压力负荷产生反应后不断释放 BNP。ANP 和 BNP 均通过增加肾小球滤过率和抑制肾脏对钠的重吸收增加水钠排泄而具有利钠和利尿特性，它们也能降低醛固酮和肾素分泌，引起血压和细胞外容量降低。血液中 BNP 水平与心衰的程度直接相关，即使仅有轻度症状的患者也能检测到 BNP 水平升高。从病理生理学方面讲，BNP 浓度与左心室舒张末压呈正相关。这提示钠尿肽的作用，结合神经体液拮抗作用，以平衡过多的体液负荷与升高左心室张力。在急性心肌梗死后 BNP 与左心室功能存在负相关关系，BNP 升高会发生在左心房或肺毛细血管楔压升高，或者是心肌梗死的患者。总之，在不应用血管内压力监测情况下 BNP 是对左心室功能进行评价的一项独立指标。

六、各种基础疾病对急性心衰病理生理过程的影响

冠心病是急性心衰的主要基础疾病之一。内皮功能异常常伴随冠心病并使血管对血流和压力的反应降低，从而增加血管阻力。与冠心病有关的慢性血流减少不仅导致心肌细胞坏死和凋亡，还可引起心肌冬眠，即对心肌供血减少后心肌收缩力下调的反应。这样，组织灌注可以维持细胞存活，但不能维持正常的收缩功能。近期的一项研究表明，60％的冠心病合并心衰的患者存在大量的冬眠心

肌，这些冬眠心肌细胞易于发生坏死或凋亡，特别是在伴随神经体液进一步激活、舒张末压增高和血压降低的急性心衰患者中。此外，急性心衰治疗的常用药物，如多巴酚丁胺和米力农，可通过降低血压、增加心率和心肌收缩力进一步降低冠脉灌注，造成心肌损伤。高血压由于心室充盈压和神经体液激活会起病急骤，或是成为急性心衰的诱因。血压急剧增加，特别是在主动脉粥样硬化和舒张功能不全的患者，可在相对正常收缩功能的患者引起急性心衰。几乎 50% 的急性心衰患者表现为高血压和相对收缩功能正常，对这种血管性心衰患者的一线治疗应当是血管扩张药而不是利尿剂，因为这些患者没有慢性充血而是由于后负荷（血压）急剧增加而出现血液急性再分布入肺。急性心衰患者中 20%～30% 的患者伴有房颤，房颤伴心室率增快会引起或加重急性心衰，特别是在高血压（引起后负荷增加）和舒张功能不全的患者。房颤可特别加重有舒张功能不全患者的症状，因为心室率增快进一步降低舒张时间，进而降低舒张功能，能够直接加重急性心衰。急性心衰患者中 >25% 的患者存在糖尿病，除外糖尿病直接引起左心室功能异常，这些患者还更容易伴有高血压、动脉粥样硬化性心脏病和肾功能不全。糖尿病对急性心衰的总体作用还有待进一步确定。

七、急性心衰预后

急性心衰住院患者预后较差。住院期间病死率高，为 4%～8%；60～90 天病死率为 9%，1 年病死率为 29%；90 天再住院率为 30%。低射血分数、入院时收缩压 <115mmHg 的低血压，以及高肺毛细血管楔压等因素被证实与预后较差相关，美国 ADHERE 研究纳入 62275 例心衰病例，结果表明慢性心衰失代偿住院患者当血尿素氮 >43mg/dL、收缩压低于 115mmHg、肌酐水平 >2.75mg/dL 时预后不良。血尿素氮升高的患者住院病死率增加了 4 倍，达到 8.35%。当这 3 个指标均达到上述标准时，住院病死率为 19.8%。其他可以增加死亡率的指标还有血清肌钙蛋白升高，低钠血症，BNP 显著升高。

提示急性心衰预后不良的因素：低血压（入院时收缩压 <115mmHg）；冠心病；血清尿素氮和肌酐含量升高；低钠血症；射血分数降低；功能活动差；血清标志物 BNP、肌钙蛋白升高；贫血；糖尿病。

第三节 急性心力衰竭的临床分类与分级

一、临床分类

（一）AHA 分类

急性心衰可发生在原有心脏病基础上或作为第一症状首次发作。其临床分类没有统一的标准，以往多根据病因分类。在 AHA 指南中，将急性心衰按起病的形式分为 3 类：①代偿期慢性心衰的突然恶化（占住院急性心衰的 70%）；②新发的急性心衰（如在急性心肌梗死后；左心室舒张功能减退的基础上血压的突然升高，占急性心衰住院的 25%）；③晚期心衰（顽固性心衰）伴心功能进行性恶化（占急性心衰住院的 5%）。这一分类较为笼统，对于治疗没有指导意义。

（二）ESC 分类

ESC 将急性心衰按其临床特征进行了更详细的分类，共分为 6 类临床综合征。

1．急性失代偿性心衰

可发生在慢性心衰的急性恶化或失代偿，这些患者既往有慢性心血管疾病，临床表现没有休克或肺水肿。本型是需要入院治疗的急性心衰中最常见的类型。

2．高血压性急性心衰

具有心衰的症状和体征并伴有高血压及相关的左心室功能不全，胸片示急性肺水肿。

3．肺水肿

肺水肿（通过胸片证实）伴有严重的呼吸困难，并有满肺的捻发音和端坐呼吸，治疗前呼吸室内空气血氧饱和度<90%。

4．心源性休克

心源性休克是指纠正前负荷后由心衰引起的组织低灌注。对于血流动力学指标并无明确定义，但是心源性休克的特征通常是血压降低（收缩压<90mmHg 或平均动脉压下降 30mmHg）和（或）少尿［<0.5mL/（kg·h）］，脉搏>60 次/min，有或没有器官充血的证据。低心排血量综合征可以发展为心源性休克。

5．高心排型心衰

所占比例较小，常常由脓毒症、甲状腺疾病或心律不齐引起。

6．急性右心衰

常常由急性右心室梗死、大面积肺栓塞或心脏压塞引起。

除了以上分类外，ESC 还将心衰按前后负荷改变及累及的左右心室分类，分别为左或右前向心衰、左或右的后向心衰，以及二者共存的心衰。这一分类类似于我们通常的左心衰、右心衰和全心衰。

（1）前向（左和右）急性心衰：前向急性心衰的症状从轻中度劳累性疲乏到严重的静息状态下的无力、意识模糊、嗜睡、皮肤苍白和发绀、皮肤湿冷、低血压、脉细数、少尿及心源性休克。

这一类型的心衰包含多种病理情况。详细的病史能对主要诊断提供重要帮助：①相关的危险因素、病史和症状能提示急性冠脉综合征；②近期的急性病毒感染史提示急性心肌炎的诊断；③慢性瓣膜病和瓣膜手术病史及可能的心内膜炎或胸部创伤提示急性瓣膜功能失调；④相关的病史和症状提示肺栓塞。

体格检查对明确诊断也有重要帮助。颈静脉充盈和奇脉提示心脏压塞；心音低沉提示心肌收缩功能障碍；人工瓣声音消失和特征性杂音提示瓣膜病变。

前向急性心衰的紧急处理应以提高心排血量和组织氧合的支持治疗为主。可通过血管扩张剂、补液使前负荷增加，短期的强心药物使用和必要时主动脉内气囊反搏。

（2）左心后向心衰：左心后向心衰的症状包括不同程度的呼吸困难，从轻中度劳力性呼吸困难到急性肺水肿，皮肤苍白到发绀，皮肤湿冷，血压正常或升高。肺部常闻及细湿啰音。胸片提示肺水肿。

这一类型心衰主要与左心的病变有关，包括慢性心脏病引起的心肌功能异常；急性心肌损害如心肌缺血或梗死；主动脉或二尖瓣功能失调；心律失常；左心的肿瘤。心外的病理改变包括严重高血压，高输出状态（贫血和甲亢），神经源性病变（脑肿瘤和创伤）。

心血管系统的体格检查如心尖搏动、心音的性质、杂音、肺部的细湿啰音及呼气哮鸣音（心源性哮喘）对病因诊断都有重要价值。

左心后向性心衰的治疗应以扩血管治疗为主，必要时给予利尿、支气管解痉和镇静治疗。有时还需呼吸支持，可给持续呼吸道正压（CPAP）或面罩正压通气，严重时可能需要气管插管和人工通气。

（3）右心后向性心衰：右心衰综合征与肺和右心功能异常有关，包括慢性肺部疾病伴肺动脉高压病情加重或急性的大面积肺部疾病（如大面积肺炎和肺栓塞）、急性右心室梗死、三尖瓣功能损害（创伤和感染）和急性或亚急性心包疾病。晚期左心疾病发展到右心衰及长期慢性先心病发展到右心衰都是右心后向性心衰的原因。非心肺疾病的情况包括肾病综合征和终末期肝病，其他少见原因是分泌血管活性肽的肿瘤。

典型的表现有疲乏无力、下肢凹陷性水肿、上腹压痛（肝淤血所致）、气促（胸腔积液）和腹胀（伴腹腔积液）。本型心衰的终末期综合征包括全身水肿伴肝功能损害和少尿。

病史和体格检查可以明确急性右心衰竭综合征诊断或对进一步的检查提供线索，如心电图，血气分析，D-二聚体检测，胸部X线检查，心脏多普勒超声心动图，肺血管造影和胸部CT等。

在右心后向性心衰的治疗中，可用利尿剂减轻液体负荷，如螺内酯，有时可短期应用小剂量（利尿剂量）的多巴胺。同时对合并肺部感染和心内膜炎者应给予抗炎治疗，原发性肺动脉高压给予钙离子拮抗剂、一氧化氮或前列腺素，急性肺栓塞给予溶栓治疗或采取血栓取出术。

二、急性心衰分级

根据心衰的严重程度可将心衰分为不同级别，在慢性心衰通常采用纽约心功能分级法。但急性心衰采用了不同的分级方法，特别是在冠心病监护病房和重症监护病房通常采用其他分级法对急性心衰进行分级：最常用的是Killip分级法，它是根据临床体征和胸部X线片进行分类；另外一种分类法是Forreter分级法，它主要根据临床体征和血流动力学分类。以上两种分类法被AHA认可用于急性心肌梗死后的心衰分级，因此最适用于新发的急性心衰。第三种分级法是心衰临床严重度分级，以临床表现为分类依据，主要用于心肌病的心衰分级，它更适用于慢性心衰失代偿阶段。

1. Killip分级

Killip分级是在治疗急性心肌梗死时临床用来评估心肌梗死的严重性时应用。

Ⅰ级：无心衰，没有心功能失代偿的症状。

Ⅱ级：心衰，诊断标准包括啰音、奔马律和肺静脉高压。肺充血，中下肺野可闻及湿啰音。

Ⅲ级：严重心衰，明显的肺水肿，满肺湿啰音。

Ⅳ级：心源性休克，症状包括低血压（SBP≤90mmHg），外周血管收缩的证据如少尿、发绀和出汗。

2. Forrester分级

急性心衰Forrester分级同样用于急性心肌梗死患者，根据临床特点和血流动力学特征分为4级。临床上根据外周低灌注（脉搏细速、皮肤湿冷、末梢发绀、低血压、心动过速、谵妄、少尿）和肺充血（啰音、胸片异常）进行临床分级，根据心脏指数降低[≤2.2L/（min·m²）]和肺毛细血管压升高

（>18mmHg）进行血流动力学分级。最开始的指南是根据临床和血流动力学特点制订治疗方案。死亡率Ⅰ级为2.2%，Ⅱ级为10.1%，Ⅲ级为22.4%，Ⅳ级为55.5%。

3. 临床严重性分级

根据末梢循环（灌注）和肺部听诊（充血的表现）进行临床严重性分级。患者可分为Ⅰ级（A组），皮肤干、温暖；Ⅱ级（B组），皮肤湿、温暖；Ⅲ级（L组），皮肤干冷；Ⅳ级（C组），皮肤湿冷。此分级已经被心肌病研究证实有效，并同样适用于接受住院治疗或院外的慢性心衰患者。

第四节 急性心力衰竭的诊断

急性心衰的诊断依赖于症状和临床检查结果，这些适当的检查包括心电图、胸片、生化标志物和多普勒心脏超声。急性心衰的症状类似慢性心衰，但更为严重。患者可出现肺淤血如严重气短、咳嗽、端坐呼吸，组织低灌注和充血的表现包括疲劳、乏力、意识模糊、水肿、恶心、腹痛和厌食。胸痛可能表明急性冠脉缺血。

体检可听到肺部啰音、喘鸣，以及舒张期奔马律，并可能发现心脏杂音和颈静脉压升高。脉搏减弱系心排血量减少所致。皮肤可能会湿冷，并可能发绀。外周水肿和腹腔积液可能表明伴随右心功能不全。若出现奇脉表明右心衰、心脏压塞的存在。

对于急性心衰患者需要紧急行胸部X线片检查。行心电图（ECG）检查是为了评估有无心肌缺血和梗死及心律失常，有必要行持续的心电监测。实验室检查包括测定血红蛋白及血细胞比容、电解质、肝肾功能、甲状腺水平及心肌坏死标志物（CK-MB和肌钙蛋白）以确定有无心肌坏死；脉搏血氧饱和度有助于评估氧合和肺功能；建立有创动态血压有助于监测低血压或心源性休克患者的血压；紧急心脏二维超声评价左心室大小和功能以及瓣膜功能是必不可少的；多普勒超声心动图评价血流动力学也是有价值的。

BNP测定有助于呼吸困难的心衰患者诊断，并可评估治疗的效果。有研究表明，血清BNP水平对提高心衰诊断的准确性很有帮助。BNP是一种含32个氨基酸的多肽，由心肌细胞分泌，反映心室张力变化。BNP有扩张动、静脉和排钠作用。一项入选1530例临床病例的研究显示，对于急诊呼吸困难患者，应用BNP比单靠传统方法诊断心衰具有更高的准确率，可从65%～74%提高到81%。BNP>100pg/mL时诊断心衰的敏感性为90%，特异性为76%，对无并发症的肺部疾病引起的呼吸困难有鉴别意义，通常这些患者BNP<100pg/mL。BNP<100pg/mL的呼吸困难患者一般都非心源性的。当然对BNP结果判读并不是孤立的，应结合其他临床资料分析才能得出正确的诊断结果。

在急诊科评估心衰患者BNP水平可以减少住院人数及入住重症监护病房（ICU）人数，但30天病死率并没有提高。总住院时间可缩短3天，治疗费用明显降低，在急诊科给予治疗的时间可提前30分钟。

BNP水平与疾病的严重程度相关，心衰越重，左心室收缩功能障碍越重，BNP值越高。BNP值越高也提示其预后越差，有心功能恶化、死亡率升高的风险。有资料入选114例住院患者，心功能按 NYHA 分级均为Ⅳ级，BNP 前体水平与 6 个月病死率和再入院率显著相关，其值＞350Pg/mL 诊断心衰有很好的敏感性和特异性。舒张性心衰、大面积肺栓塞、重度肺动脉高压、肾衰竭及慢性扩张型心肌病病情平稳者 BNP 水平也可以升高。对于急性肺水肿患者 BNP 水平可以不高，因为患者到达医院时 BNP 可能尚未开始显著上升。

血清 N 末端 B 型脑钠肽前体（NTpro-BNP）也可用于心衰的诊断。NTpro-BNP 是 BNP 前体分裂后没有活性的 N 末端片段。NTpro-BNP 比 BNP 半衰期长，由肾脏清除，故若其水平较高的患者应合并肾脏疾病。在老年人群中 NTpro-BNP 和 BNP 相对偏高。当 NTpro-BNP 的截点为 300pg/mL 时诊断心衰的阳性预测值为 77%，阴性预测值为 98%。

放置肺动脉导管使临床医生能够准确地测量肺毛细血管楔压、心排血量和混合静脉血氧饱和度，它还可以评估治疗效果。对急性心衰患者是否常规使用肺动脉导管一直以来存在争议。ESCAPE 试验对慢性心衰急性发作住院患者常规使用肺动脉导管，结果发现使用导管组和未用导管组在 6 个月内存活率并没有显著差异，也没有亚组结果显示使用导管有益。然而，导管组较非导管组有提高利尿剂使用以减少肾功能恶化的趋势。因此，急性心衰患者不应常规应用肺动脉导管。

尽管如此，肺动脉导管仍是监测急性重症心衰或心源性休克患者必不可少的手段。肺动脉导管应用指征包括鉴别肺源性还是心源性呼吸困难，诊断不确切时进行血流动力学监测，初始治疗效果不佳时可考虑应用，肺动脉导管当然也可用于心脏移植或心室辅助装置植入术。使用肺动脉导管进行血流动力学监测，应使肺毛细血管楔压降至 18mmHg 以下，平均降低右心房压降到 8mmHg 以下，而心排血量达到最优。

第五节 急性心力衰竭的治疗

心衰的治疗目标为扭转住院患者急性血流动力学失代偿，防止再住院和延长生存期。患者因急性心衰失代偿入院，应纠正体液负荷过重、改善血流动力学、降低肺毛细血管楔压和增加心排血量。其他还包括保护肾功能、防止心律失常、并防止进一步的心肌损伤、坏死，防止或减轻心室重构，已经证明可以改善长期预后，故患者入院开始就应确立防止心室重构的治疗目标。具体如下。

（1）临床：减少呼吸困难和端坐呼吸，提高运动耐力；改善肺通气和氧合；利尿；减少体重和水肿；收缩压维持在 80mmHg 以上。

（2）实验室检查：血清电解质水平正常；肾功能改善；BNP 水平降低。

（3）血流动力学：肺毛细血管楔压为 16～18mmHg；右心房压＜8mmHg；心排血指数正常。

（4）预后：治疗心肌缺血；药物循证治疗；心脏辅助设备评估（心脏再同步治疗，植入自动除颤器）。

不像慢性收缩性心衰，急性心衰治疗指南缺乏论证强度高的数据支持。治疗策略多是基于较小样本研究、经验、观察、普遍共识。初始治疗包括氧气补偿及无创正压通气［PAP；CPAP 或 bilevel（BiPAP）］或气管插管。无创正压通气改善氧合和肺顺应性和减少呼吸做功。这可能有助于避免气管插管，适用于严重高碳酸血症、酸中毒、呼吸肌疲劳的患者。

心衰药物治疗涉及多种药物组合。几种药物已被证实可以改善症状，减少再住院率，降低病死率。治疗的目标是改善体液平衡及扭转神经激素激活在左心室功能恶化的负面作用。抗心衰药必须在疾病早期就使用以防止或减轻心室重构，在这些情况下应用抗心衰药是比较理想的，包括在心肌梗死后的早期或左心功能不全诊断初期，甚至在心衰综合征出现症状之前。

治疗急性重症心衰的即刻目标包括缓解呼吸困难，最大限度地改善血流动力学指标，维护肾功能。治疗不应增加心肌缺血、心肌细胞坏死、心律不齐的风险。对患者进行仔细的系统评估是必需的，以指导药物治疗。对于心衰患者的体格检查十分重要，包括每日体重、肺部啰音、奔马律、颈静脉压、尿量、脉搏和血氧饱和度等。需要说明的是，体格检查可能是观察血流动力学状态不敏感的指标，利用肺动脉导管监测血流动力学来调整药物治疗非常必要，使用肺动脉导管能精确地测定心排血量和血流动力学参数，并精确调整静脉药物用量。虽然肺动脉压监测并没有被证实可以改善心衰患者预后，但也未表现出其严重的不良后果。

急性心衰强化治疗给予静脉用血管扩张剂、利尿剂时，可根据床边血流动力学监测肺动脉导管调整剂量，现已是迅速和持续改善急性重度心衰的有效方法。当肺毛细血管楔压下降至<16mmHg，右心房压力<8mmHg 时，大部分患者症状都会立即改善，住院时间缩短。其他的血流动力学监测目标包括全身血管阻力减少到 1200dyn/（s·cm²）以下，心脏指数提高到 2.6L/（min·m²）以上，收缩压维持在 80mmHg 以上。许多严重左心功能不全患者肺毛细血管楔压可降至 10～12mmHg，而没有负面影响。

静脉用血管扩张剂硝普钠、硝酸甘油、奈西立肽的强化治疗可以使血流动力学指标得以明显改善。每种药的选择取决于与这种药相匹配的特定血流动力学状态和患者的临床表现。

有人将连续就诊的严重心衰患者根据血流动力学指标、肺毛细血管楔压和心脏指数进行分类。平均肺毛细血管楔压<17mmHg 的患者被形容为"干性组"，平均肺毛细血管楔压＞29mmHg 时被称为"湿性组"。心排血指数＞2.1L/（min·m²）的患者也被称为"温性组"，心排血量指数<1.6L/（min·m²）被称为"冷性组"。症状和体格检查的结果并不能预测有创监测得出的血流动力学状态。此外，血流动力学指标不能预测对治疗的反应，4 个组生存率相似。然而，有较高的心排血量、较低的肺毛细血管楔压患者要比低心排血量、高肺毛细血管楔压患者预后略好。

经过治疗血流动力学紊乱得到改善后，就需谋求达到改善心脏功能的长期目标。长期预后与"重塑逆转"的进程直接相关。急性血流动力学状态和其长期的临床反应之间尚缺乏直接的关联。

一、急性心衰的药物治疗

1. 利尿剂

虽然没有临床随机试验支持，袢利尿剂临床成功的应用已经有悠久的历史，它可增加水钠的肾脏排泄。静脉用呋塞米起效时间为 30 分钟，达峰时间为 1～2 小时，半衰期 6 小时，所以每天通常需要两次给药。其他袢利尿剂还有布美他尼和托拉塞米。慢性心衰或合并慢性肾功能不全的患者可能会出现对口服或静脉用袢利尿剂耐药，耐药性反应来自口服吸收延迟和药物流经肾小管量减少，导致对药物的低反应性，耐药的患者预后较差。超过 8 小时静脉注射利尿剂与静脉滴入相比有更强的利尿、排钠作用。袢利尿剂耳毒性发生率低。美托拉宗和噻嗪类利尿剂，或醛固酮受体拮抗剂如螺内酯作用于肾小管远端。低钾血症、碱中毒、低镁血症是袢利尿剂常见的副作用，这些可能导致心律失常，故在应用利尿剂强化治疗时必须定期监测电解质。

利尿剂通常能通过改变肾脏血流动力学导致肾功能恶化，一定程度的氮质血症有时可以接受以获得呼吸困难、水肿的改善。大剂量利尿剂可能使肾素-血管紧张素系统（RAS）激活。袢利尿剂应该视患者的反应而逐渐增加剂量，症状得到改善就应减少药物用量。

2．吗啡

在严重的急性心衰特别是伴有焦虑和呼吸困难的患者，早期应用吗啡。吗啡可以引起静脉扩张和微弱的动脉扩张并减慢心率。大多数研究认为治疗急性心衰时当静脉通路建立后立即静注吗啡3mg，吗啡可减轻急性心衰和CHF患者的呼吸急促和其他症状，如果需要可以重复此剂量。

3．血管扩张剂

（1）硝酸甘油：静脉硝酸甘油制剂是有效的全身及冠脉扩张剂，可以通过增加冠脉血流，有效的治疗由急性冠脉缺血引起的心衰。静脉硝酸甘油制剂能够有效地降低前负荷和肺毛细血管楔压，因而可以在不增加耗氧量的情况下减轻肺淤血。高剂量静脉硝酸甘油制剂同时也是动脉扩张剂，但是在减轻后负荷方面，硝普钠更为有效。静脉硝酸甘油用量为 $5\sim200\mu g/min$，使用静脉硝酸甘油制剂最主要的问题在于快速出现的耐药性，经常在使用 24 小时后即可出现。因此，经常需要通过每日剂量的"硝酸酯空白期"来避免耐药性的产生。在血压允许的情况下，口服或局部给予硝酸酯制剂常用来辅助 β-受体阻滞剂和 ACEI 治疗慢性心衰。

（2）硝普钠：静脉硝普钠是强力的动静脉扩张剂，是治疗合并有肺水肿的高血压相关性心衰和急性二尖瓣反流所致严重心衰的可选药物。该药能显著降低心衰及左心功能不全患者的前后负荷，从而降低右心房压、全身血管阻力、平均动脉压及肺毛细血管楔压，并提高心脏指数。硝普钠使用的主要问题是能够在冠脉缺血患者中引起冠脉缺血综合征。此外，长期使用会造成毒性代谢物的堆积，显著肝功异常患者可出现硫氰酸盐升高，肾功能不全患者可出现氰化物中毒。硝普钠适合 ICU 患者、肺动脉导管、有创动态血压监测的患者使用，其应用剂量为 $0.3\sim5.0\mu g/$（$kg\cdot min$）。

4．抗凝

急性冠脉综合征伴或不伴心衰都应很好地抗凝，抗凝同样适用于房颤。有很少的证据支持在急性心衰时使用普通肝素或低分子质量肝素（LMWH）。一个大规模的安慰剂对照试验表明：在严重心衰患者或住院心衰患者中，皮下注射伊诺肝素 40mg 并无临床改善，但可减少静脉血栓形成。还没有大规模的对照试验对比 LMWH 和普通肝素（5000U，每日 2 次或 3 次）的疗效差异。在急性心衰中必须仔细监测凝血系统，因为经常伴有肝功能不全；肌酐清除低于 30mL/min 为使用 LMWH 的禁忌证，或在使用 LMWH 时严密监测抗 Xa 因子水平。

5．血管紧张素转换酶抑制剂

静脉用血管紧张素转换酶抑制剂在急性严重心衰患者急救中使用有限，依那普利静脉推注制剂可以用来治疗长期口服 ACEI 类药物，而目前无法口服药物的慢性心衰患者，达峰值时间出现于用药后 1～4 小时，可持续 6 小时。

6．正性肌力药和升压药

（1）多巴酚丁胺：多巴酚丁胺是一种强有力的 β₁-肾上腺素受体激动剂，它也可激动 β₂-肾上腺素受体和 α-肾上腺素受体，其主要作用是增加心肌收缩力，它也有扩张静脉的作用。一般用量为

2.5～15μg/（kg·min），多巴酚丁胺表现为降低全身血管阻力、肺毛细血管楔压。这会导致心率略有上升，心排血量提高，心肌耗氧量增加。但更高剂量则使血管收缩。

心衰患者 β-肾上腺素受体可能缓慢下调，降低了多巴酚丁胺的血流动力学效应，从而限制其应用。多巴酚丁胺导致心肌需氧量和耗氧量增加，这对急性冠状动脉缺血或心肌梗死的患者不利。使用多巴酚丁胺能引起快速室性心律失常。此外，多巴酚丁胺耐药可出现在持续注射超过 24 小时的患者，理论上是 β-肾上腺素受体下调的结果。

（2）米力农：米力农对心肌细胞磷酸二酯酶有抑制作用，可增加细胞内环磷酸腺苷（cAMP）和钙浓度，它是一种正性肌力药，作用于 β-肾上腺素受体下游区。血流动力学效应包括降低平均右心房压、肺动脉及全身血管阻力。应用米力农治疗心衰时，患者每搏排血量和心排血量增加，平均动脉压略有下降。米力农作为冠状动脉扩张剂时，心肌耗氧量也没有净增长，它比多巴酚丁胺更容易降低动脉血压和肺毛细血管楔压，而且作用时间更长。尚无米力农耐药发生。米力农开始剂量为推注 50～75μg/kg，再以 0.375～0.75μg/（kg·min）维持，肾衰竭患者必须减量。米力农在低血压患者中应慎用。

（3）多巴胺：多巴胺在低剂量［1～5μg/（kg·min）］时提高肾血流量；剂量在 3～7μg/（kg·min）时增加心肌收缩力，通过刺激 β-肾上腺素受体增强自律性；大剂量［5～20μg/（kg·min）］时则收缩血管。多巴胺治疗心衰时并不常用，因为它可引起心动过速、冠状动脉血管收缩、增加后负荷和耗氧量。多巴酚丁胺通常比多巴胺更能使心排血量增加。多巴胺可以在严重低血压时提高动脉压以维持重要器官灌注，尽管低剂量多巴胺经常被用于增加肾血流量和利尿，但尚缺乏对照试验证明它在这方面的有效性。"肾剂量多巴胺"已被证明在防止急性肾衰竭高危患者或已确诊为肾衰竭的患者中无显著疗效。

（4）去甲肾上腺素：去甲肾上腺素是一种拟交感神经药，具有强 α-受体激动和弱 β-受体激动作用。对心衰患者去甲肾上腺素的主要作用是通过增强全身血管阻力来升高血压，而不增加心排血量，它还增加心肌耗氧量。去甲肾上腺素在心衰中的使用仅限于患者存在严重低血压而对多巴胺没有反应，或合并脓毒症时。去甲肾上腺素治疗应逐渐减量，若病情允许尽早停用，剂量为0.2～1μg/（kg·min）。

（5）强心苷类：强心苷类抑制心肌 Na^+，K^+-ATP 酶，从而增加 Ca^{2+}-Na^+交换，产生正性肌力作用。在心衰中 β-肾上腺素受体激活产生的正性肌力作用减少，正性频率作用亦减少。与 β-肾上腺素受体激动剂相比，在衰竭的心脏中强心苷类的正性肌力作用并未改变，而正性频率作用部分恢复。在慢性心衰中，强心苷类可减轻症状，改善临床状态，从而降低住院率，但对存活率无影响。在急性心衰中，强心苷类可少量增加心排血量和降低充盈压。在急性失代偿引起的严重心衰患者中，强心苷类可减少急性失代偿的再发生。治疗有益的预测因子是急性心衰时出现第三心音、广泛的左心室扩大和颈静脉充盈。

但是，AIRE 试验的亚组研究表明，在急性心肌梗死伴心衰患者中强心苷具有相反的作用。另外，在急性心肌梗死患者中应用强心苷会产生更多的肌酸激酶。总之，心肌梗死的急性心衰患者使用洋地黄可产生致死性心律失常。因此，在急性心衰中，尤其在心肌梗死引起的急性心衰中，不能应用强心苷作为正性肌力药。

在急性心衰中强心苷的应用指征是心动过速引起的心衰，例如通过 β-受体阻滞剂未能控制心室率的房颤。对于急性心衰时的快速型心律失常，严格控制心室率可以控制心衰的症状。强心苷的禁忌证包括心动过缓、Ⅱ 或Ⅲ度房室传导阻滞、病窦综合征、颈动脉窦综合征、预激综合征、梗阻性肥厚型心肌病、低钾血症和高钙血症。

（6）正性肌力药的临床应用：正性肌力药用于治疗持续性低血压、低心脏指数和终末器官低灌注。具体药物的选择取决于具体的临床情况，多巴酚丁胺通常会导致心率略有上升，对平均动脉压影响不大；而米力农往往降低全身动脉血压，因为它可显著地降低全身血管阻力，对多巴酚丁胺没有反应的患者对米力农可能有良好的反应性。米力农有更强大的血管扩张特性，较多巴酚丁胺更适于治疗急性心衰。另外，它主要不是作用在 β-肾上腺素受体，因此不会影响患者接受 β-受体阻滞剂治疗。

几项试验比较了米力农与安慰剂的疗效，常规应用米力农滴注 48 小时用于治疗心功能Ⅲ～Ⅳ级心衰患者，而对这些患者的强心治疗被认为此时并无必要。与无米力农治疗相比，米力农组并没有使症状、住院天数、60 天再住院率得到改善，而米力农还增加了低血压及房性心律失常发生率。因此，米力农和其他正性肌力药物并不应常规应用于失代偿性心衰患者。

FIRST 研究纳入 NYHA 心功能分级Ⅲ～Ⅳ级心衰患者，平均滴注多巴酚丁胺 14 天可引起患病率和短期死亡率增加。对等待移植的患者基线收缩压＜100mmHg 和射血分数低于 20%，每天 12 小时滴注多巴酚丁胺或硝普钠 20 天以上，硝普钠相对于多巴酚丁胺缓解症状更明显、生存率更高。在一项心功能Ⅳ级心衰患者口服米力农的研究中，米力农较安慰剂增加 53% 的病死率。没有临床研究显示正性肌力药能改善短期或中期预后，正性肌力药始终被认为使其预后更差。正性肌力药的这些负面影响与其刺激交感神经系统激活，提高心肌耗氧量，加剧严重的心律失常，增加心肌缺血，促进心肌细胞坏死相关。刺激冬眠的心肌也可能导致这部分心肌坏死。

正性肌力药并不是常规应用，目前仅限于严重心衰、低血压或危重终末器官低灌注的短期治疗（＜72 小时），某些临床情况使用正性肌力药可能有用，如急性心肌梗死或心室梗死引起的心源性休克、等待心脏移植、终末期心衰。根据目前 ACC/AHA 有关慢性心衰的指南，长期间歇输注正性肌力药治疗有症状的收缩性心衰是禁忌证，连续滴注正性肌力药建议应用在顽固性难治性心衰以缓解症状。在这种背景下，提高生存质量比延长生命更应得到优先考虑。而这些患者往往已经不适合心脏移植或心室辅助装置，这时使用正性肌力药应遵从个体化原则。

7. 血管升压素抑制剂

关于新型利尿剂血管升压素抑制剂的使用，目前正在急性心衰的临床试验中评估。血管升压素是下丘脑合成的一种激素，其主要作用是控制自由水清除，它通过作用在血管平滑肌和心肌上的 V_{1a} 受体，引起外周及冠状动脉血管收缩，肌细胞肥大，收缩力增强。血管升压素还通过作用于肾集合管上的 V_{2a} 受体引发体液潴留和低钠血症。慢性心衰患者加压素水平更高，血管升压素水平升高与心衰的严重性相关。血浆渗透压和心排血量的变化刺激释放血管升压素，导致血管收缩和体液潴留。抑制血管升压素的效应在理论上可使心衰患者受益，与袢利尿剂不同，血管升压素抑制剂不会造成低血压或神经激素激活，不会导致电解质紊乱而引起心律失常。

有 3 种血管升压素抑制剂目前正在研制中，考尼伐坦同时抑制 V_{1a} 和 V_2 受体，托伐普坦和利希

普坦系选择性 V_2 受体抑制剂。这些药物的作用是增加尿量和自由水的排出，而钠丢失较少，因此血清钠浓度是升高的。

NYHA 心功能分级为Ⅲ～Ⅳ级的心衰患者使用考尼伐坦类药物能使尿量增加，在不引起心排血量变化的情况下降低肺毛细血管楔压和右心房压。口服托伐普坦能在不引起心率、血压、血清肌酐水平变化的情况下利尿。一项小规模试验表明使用托伐普坦对肾脏血流动力学无不良影响，肾血流量高于应用呋塞米。急性失代偿性心衰患者应用托伐普坦无明显电解质水平降低，在用药后的最初 24 小时利尿和体重减轻作用十分显著。应用托伐普坦和利希普坦 1 天内血清钠浓度呈上升趋势。但有关其对病死率、心室重塑和肾功能的远期影响仍不明确。

8．β-受体阻滞剂

还没有以迅速改善症状为目标的关于急性心衰中应用 β-受体阻滞剂治疗的研究。相反，急性心衰是 β-受体阻滞剂应用的禁忌证。急性心肌梗死早期，只要肺底部有啰音或低血压的患者即从研究中排除。无全心衰或低血压的急性心肌梗死患者，应用 β-受体阻滞剂可以减少心肌梗死面积，降低致死性心律失常的发生，并缓解疼痛。

静脉给药应用于对镇静剂抵抗的缺血性胸痛、缺血再发、高血压、心动过速或心律失常的患者。在哥德堡美托洛尔试验中，急性心肌梗死早期静脉注射美托洛尔或安慰剂，并在随后 3 个月内口服治疗。结果证实，美托洛尔组仅有很少患者发展为心衰，肺底部有啰音和（或）静脉注射呋塞米的肺充血患者，美托洛尔治疗能更有效地降低病死率和患病率。有资料证明，短效 β-受体阻滞剂艾司洛尔主要用于心脏手术，一项小型研究将 celiprolol 与艾司洛尔在严重心衰中的疗效进行对比，发现在相同的减慢心率作用下，celiprolol 降低心排血指数更少，可能是因为扩血管作用的不同，该差异的临床重要性尚不清楚。在 MIAMI 试验中，对患者进行侵入性血流动力学检查，发现肺楔压升至 30mmHg 患者用美托洛尔治疗显示充盈压降低。

β-受体阻滞剂适用于以下方面：①对于明显的急性心衰和只有肺底部有啰音的患者，应谨慎使用 β-受体阻滞剂，在这些患者中如果存在缺血发作和心动过速，则可以静脉应用美托洛尔；②对于急性心衰已稳定的急性心肌梗死患者，应早期应用 β-受体阻滞剂；③当慢性心衰患者急性发作已稳定（通常 4 天后），应开始给予 β-受体阻滞剂治疗。

比索洛尔、卡维地洛或美托洛尔的口服制剂应从小剂量开始，缓慢增加，并逐渐增加至在大规模临床试验中使用的靶剂量，剂量应根据个体反应调整。β-受体阻滞剂可以过度地降低血压和心率。一般情况下，因心衰加重而住院的患者，若正使用 β-受体阻滞剂，除非需要使用正性肌力药，应继续使用，但是如果有剂量过大的提示（如心动过缓和低血压）则应减量。

9．奈西立肽（B 型利钠肽）

BNP 是心室及心房肌细胞产生的一种激素，反映心腔张力变化，其作用与 RAS 系统相反。BNP 可导致静脉和动脉扩张，冠状动脉扩张，排钠和利尿。通过 DNA 重组技术研发出人类 BNP——奈西立肽，作为一种治疗心衰的静脉用药，其血流动力学效应包括迅速降低肺毛细血管楔压、平均右心房压，甚至超过静脉用的硝酸甘油。不像拟交感神经药物，奈西立肽不会引起心律失常，不诱导耐药，它有祥利尿剂的作用。有些患者应用奈西立肽无反应，有些患者则引起严重的低血压，从而限制了其应用。由于奈西立肽的降血压效应不像硝普钠那样显著，故奈西立肽可用在无血流动力学监测的情况下，适宜在急诊科应用。奈西立肽初始剂量为静脉推注 2μg/kg，后 0.01μg/（kg·min）维持静脉滴注。与多巴酚丁胺相比，应用奈西立肽治疗严重心衰时心动过速和室性心律失常发生率较低。在一项临床试验中，奈西立肽有提高生存率的趋势，而病死率和 6 个月再住院率已被证明是降低的。

关于使用奈西立肽治疗急性失代偿性心衰的安全性受到质疑。例如，三项随机试验的荟萃分析显示，奈西立肽较安慰剂组病死率略有增加。共纳入 862 例病例，30 天病死率奈西立肽组为 7.2%，高于安慰剂组 4.0%（$r=1.74$，$P=0.056$）。21% 给予奈西立肽的患者存在严重的肾功能恶化，而对照组只有 15%。故有人担心这种结果可能证明奈西立肽对肾功能存在不良影响。然而，一项回顾关于急性心衰患者接受静脉血管活性药物治疗的综述显示，使用硝酸甘油和奈西立肽两组病死率和调整的临床变量相当，静脉注射奈西立肽或硝酸甘油较多巴酚丁胺或米力农降低了住院病死率。

一个收集奈西立肽药物安全性文献的特别小组建议，此药只用在静息时呼吸困难的急性失代偿性心衰时。这种药物不应用来取代利尿剂改善肾功能或利尿，也不适宜在门诊使用，另外强烈建议对奈西立肽的使用进行深入的研究。

总之，奈西立肽能有效地缓解呼吸困难，降低左心室充盈压，它比正性肌力药米力农和多巴酚丁胺更安全，但需进一步研究以评估奈西立肽对病死率的影响。

二、急性心衰的非药物治疗

（1）超滤：治疗急性心衰可以使用一种新方法即超滤，它通过对流的原理去除细胞外液的水分。更新的超滤系统的液路仅需外周手臂静脉，而不一定必需中心静脉。一项入选 40 例患者的试验中，将利尿剂与其联合超滤治疗心衰的疗效进行比较，结果显示利尿剂组 24 小时平均液体出量为 2838mL，联合超滤组为 4650mL，在体重减轻和呼吸困难改善方面两组相似，而超滤不引起心率和血压较大的波动。另一项研究中，通过对 20 例急性失代偿性心衰合并急性肾功能不全和利尿剂耐药的患者进行 8 小时的超滤，观察到 24 小时液体出量平均 8650mL，住院期间体重平均下降 6kg，而肾功能保持稳定，也没有低血压发生。

超滤可快速而安全地清除体内水分和钠，而不用担心电解质紊乱、肾血流量减少和利尿剂治疗后神经内分泌激素的激活。通过进一步的技术改进及研究将明确这项疗法是否在急性心衰常规治疗中占有一席之地。

（2）主动脉内球囊反搏：反搏术已成为心源性休克或严重左心衰的标准治疗之一。严重急性左心衰是指：①对迅速输液、血管扩张剂和正性肌力药无反应；②并发明显的二尖瓣反流或室间隔破裂，为保持血流动力学稳定以明确诊断和治疗；③伴有严重的心肌缺血，准备进行冠脉造影或血管重建术。

同步主动脉内球囊反搏（IABC）是将容积为 30～50mL 的可膨胀缩小的球囊经股动脉放置于胸主动脉，球囊在舒张期膨胀可升高主动脉舒张压和冠脉血流，在收缩期缩小以降低后负荷和促进左心室排空。IABC 能明显改善血流动力学，但应限制用于基础情况可纠正（如通过冠脉搭桥、瓣膜置换或心脏移植）或可自然恢复（如急性心梗或手术后心肌顿抑较早，心肌炎）的患者。IABC 禁用于主动脉夹层或明显的主动脉瓣关闭不全的患者，亦不应用于有严重的外周血管疾病、心衰原因未能纠正或多器官衰竭的患者。

（3）心室辅助装置：在美国左心室收缩功能不全、心功能Ⅲ～Ⅳ级的重度心衰患者有 30 万～80 万人。尽管心衰治疗设备和药物不断改善，估计仍有 6 万例高病死率的难治性心衰患者，急性心肌梗死所致急性心衰、心源性休克有非常高的死亡率。慢性心衰提示预后不佳的因素包括对静脉注射强心剂、心功能Ⅳ级合并肾功不全不能使用 ACE 抑制剂、难治性肺淤血及低血压不能使用 β-受体阻滞剂。肺测压试验耗氧量峰值＜10mL/（kg·min）也是预后不良的指标。心脏移植提供了一些终末期心衰患者一种行之有效的疗法，1 年生存率超过 80％。然而，捐助者的心脏目前每年不到 3000 个，且基本维持在这一水平。因此，一种称为心室辅助装置（VAD）的机械泵出现以取代衰竭的心脏功能。

VAD 是最常见的体外泵，用于支持左心功能，它们是通过开胸手术植入体内。新泵体积更小，可以植入在腹壁内，新泵用于短期血流动力学支持，可以提供高达 3.5L/min 的心排血量。更新的 VAD 也可用于支持右心功能。电源可电动或气动，通过经皮传输线与设备连接，电源包足够小，十分耐磨损，使患者在恢复期有更大的自由活动能力。

VAD 能提供正常的心排血量、血流动力学状态和重要器官的血液供应。其技术最初包括泵血和抗凝，因为栓塞的并发症发生率很高；后来发展为轴流泵，它可持续地泵血，而且与血液接触的表面有质感，不需要抗凝。

VAD 治疗适用于难治性心衰，难治性心衰患者药物已用至最大治疗量但无反应，发病率很高，6 个月病死率超过 50％。这些患者有使心肌功能恢复的潜力，往往是心脏移植的候选对象。VAD 作为可恢复心肌功能的其他干预措施（如血管重建）的"桥梁"。最后，VAD 可作为长期的"终点疗法"。

急性心衰保守治疗无效，包括适当应用利尿剂和补液，静脉用正性肌力药和血管扩张药；终末器官功能不全，包括严重的系统疾病、重度肾衰、肺病或肝功能不全、永久的中枢神经系统损害；心肌或心功能可能恢复，如急性心肌梗死、心脏术后休克、急性心肌炎、急性瓣膜性心脏病或适于进行心脏移植；主动脉内球囊反搏或机械通气后临床症状无改善；最后的指征依赖于装置的有效性及治疗小组的经验。

在临床上应用 VAD 支持可以拯救生命，包括急性心肌梗死导致的心源性休克、急性暴发性心肌炎、心脏手术后心源性休克、终末期扩张型心肌病。上述患者病死率达30％，他们需等待心脏移植，使用 VAD 可以使患者维持生存直到心脏移植。患者的正确选择十分重要。适当的血流动力学指标是最大剂量药物支持下持续的低血压、收缩压＜80mmHg，肺毛细血管楔压＞20mmHg，心脏指数＜2L/（min·m²），不管有无使用主动脉球囊反搏。尽管使用 VAD 但预后仍较差者包括老年患者及肾功能不全患者（即血清肌酐＞3.0mg/dL）、肝功能异常者（转氨酶和胆红素水平高于正常的 5 倍）、有神经功能缺损和肺功能异常者。VAD 的禁忌包括严重慢性阻塞性肺疾病，需要血液透析和凝血异常疾病。安放 VAD 的并发症包括出血、空气栓塞、右心衰竭，往往是由于重度肺动脉高压。随着 VAD 长期使用出现的并发症包括脓毒症、血栓栓塞、设备故障等。

当 VAD 用于支持患者等待心脏移植时，患者有 74％的生存概率等到移植和随后 91％的概率移植后出院。在最近的研究中，50％的 VAD 安装者恢复到可以回家等待移植。暴发性心肌炎患者经

VAD 支持，左心功能常能得到显著改善（从桥梁到康复），使 VAD 最终被摘除。急性暴发性心肌炎的危重症患者经积极配合治疗，其中包括 VAD 的使用，90%可长期存活。已有个案报道，亚急性心肌病和心衰患者经 160～190 天的 VAD 治疗，心功能得到改善，去除 VAD 并未进行心脏移植而患者长期存活。VAD 支持可使左心负荷降至最低，神经激素和细胞因子激活得以抑制，肺动脉高压得以改善。观察衰竭的心肌细胞可以发现重构过程得到逆转，心肌细胞表型改变，VAD 支持能减轻心肌肥厚和左心室重量。据估计，只有不到 10%的慢性心衰患者 VAD 治疗可以"从桥梁到康复"。然而，VAD 治疗期间可改善慢性心衰患者的总体状况，这足以加强其移植的相容性。

最后，VAD 已被定位为一种长期疗法或"最终疗法"。REMATCH 试验入选 129 例射血分数低于 25%、初始需靠正性肌力药维持的心功能IV级心衰患者，比较了 VAD 作为"最终疗法"与标准药物治疗效果。结果显示，VAD 治疗改善生存率和生活质量评分。VAD 治疗 1 年生存率为 52%，而药物治疗为 25%；VAD 治疗 2 年生存率为 23%，而药物治疗为 8%。然而，VAD 治疗 2 年并发症发生率达 35%，最常见的并发症包括感染、出血及设备故障。这些患者最常见的死亡原因是脓毒症和设备故障，而不是心衰。

有报道人工心脏可作为心脏移植的过渡。81 例死亡风险极高的不可逆性全心衰患者已不适于使用 VAD，但双心腔、可泵血的气动泵完全植入他们体内，结果是令人鼓舞的：79%的患者坚持到心脏移植，70%的患者移植后 1 年存活。并发症包括出血、感染、设备故障和肝功能障碍。

随着设计和工艺的改进，无限期的机械支持治疗左心衰是可行的，特别是感染性疾病和血栓栓塞并发症的发生率降低。这些设备体积越来越小，可完全植入体内，这将向稳定、可靠的人工心脏的目标迈进。

（4）心脏移植：预后不良的严重心衰患者可考虑进行心脏移植，它主要见于重度急性心肌炎、产后心肌病或大面积心肌梗死行血管重建后预后不良的患者。但是，患者使用辅助装置和人工泵病情稳定后才可行心脏移植。

第四章　神经症及相关障碍

第一节　概述

神经症及相关障碍是一组症状各异的疾病，其分类目前尚存有较多的争论，但由于它们都与神经症的概念有历史联系，且其中大部分都与心理因素有关，故本章仍按照传统习惯分类对神经症及相关障碍进行讨论，其中包括：强迫性神经症、焦虑性神经症、恐怖性神经症、抑郁性神经症、分离（转换）性障碍、疑病性神经症、躯体行丑障碍、神经衰弱、人格解体性神经症、赔偿神经症、应激反应、适应性障碍、经前期综合症、紧张性头痛、躯体化疼痛性障碍等疾病。

1769 年苏格兰医生 William Cullen 首先提出了神经症这一个术语，他将没有发热，不是恶液质，没有某器官的局部损害，而是由整个神经系统发生障碍造成的感觉和运动异常都称作神经症。其中包括许多神经系统疾病，甚至包括现在已属于内科、神经科和精神科的某些器质性疾病。

在 19 世纪，随着医学的发展和检验技术的改进，尤其是神经病理学（包括显微镜、切片和染色等技术）的进步，许多疾病的病因和病理陆续查清，本应属于内科、精神科的疾病，先后从神经症中分离出去。一方面，Cullen 的神经症范围日益缩小，神经症的概念随之发生改变，从神经系统的疾病变成了神经系统功能性疾病。另一方面，随着精神病学的发展，神经症又陆续增添了不少新的病态形式，如：1861 年 Morel 提出的强迫症、1869 年 Beard 命名的神经衰弱及 1871 年 Westphal 命名的恐怖症等，1894 年 Freud 又从神经衰弱中分出来一部分命名为焦虑性神经症等。

19 世纪中期，法国人 Jean-Martin Charcot 发现心理因素在歇斯底里的发病中起着重要的作用，他用催眠暗示的方法在患者身上成功地制造和消除了歇斯底里症状，并使某些瘫痪患者突然痊愈，变得像正常人一样活动自如了。这一研究使医务工作者们看到了心理因素对人体的重要作用，并开始了心理因素与疾病关系的研究热潮，许多精神病学家也逐渐认识到心理因素在神经症的发生和发展中的重要作用。因此，到了 20 世纪初，神经症的概念不仅是没有器质性基础的疾病，而且是由心理因素引起的一组精神病症，既可表现为躯体症状，又可有精神症状。

但是，心理因素及其致病的机理是什么？如何给神经症下一个公认的定义？这些方面的各种学说很不一致，有的持病理生理学观点，有的持病理心理学观点，还有的持精神生物学反应及各种社会心理学观点。各种不同的解释使得在神经症的研究工作中没有共同语言，无法进行对比和学术交流。因此，近几十年来，各国学者都同意在给神经症下定义时，避免使用病因学和病理学概念，而使用描述性定义，即按照可以观察到的现象和患者可叙述的体验来下定义，ICD-9、DSM-II 都采用了这种方式，得到了医学界的普遍赞同。

然而，由于神经症所属的各种疾病症状各异，缺乏一个共同的症状学特征。虽然许多精神病学家作了长期的研究，却始终未能对神经症做出令人满意的描述性定义。这与歇斯底里这一疾病有较大的关系，因为它与其他神经症性疾病相比存有较大的差异，这类患者常常生活于幻想之中，不能区分主观体验和外在现实，甚至缺乏痛苦体验和求治动机，对病情缺乏自知力。由于这一疾病的存在，使神经症的描述性定义变得异常困难。近十余年来抛弃神经症这个术语和概念的思潮较为流行，这可能与上述情况有一定的关系。1986年出版的DSM-Ⅲ就取消了神经症这一类别，1992年出版的ICD-10虽有神经症性障碍这一分类和诊断术语，却回避了给这个概念做出描述性定义。

神经症的分类也像其定义一样，仍存在较多的争议。各国分类差异较大，难以统一，神经症能否永远自立一类，癔症是否被排除于神经症之外另立一类，仍然是目前争论的一个问题。我国精神疾病分类方案及诊断标准（CCMD-2-R）将神经症分为九类：①恐怖性神经症；②焦虑性神经症；③强迫性神经症；④抑郁性神经症；⑤癔症；⑥疑病性神经症；⑦神经衰弱；⑧其他神经症；⑨未特定的神经症。神经症的相关障碍则归入心因性精神障碍。学者根据自己多年的研究，提出歇斯底里不是神经症，将神经症分为九类：①神经衰弱；②焦虑性神经症；③恐怖性神经症；④强迫性神经症；⑤疑病性神经症；⑥抑郁性神经症；⑦人格解体神经症；⑧其他类型的神经症；⑨无法分类的神经症。并将神经症的定义描述为：神经症是一种精神障碍，其特征是持久的心理冲突，患者意识到这种冲突并因之而深感痛苦，但没有任何可证实的器质性基础。这一定义较好地概括了除歇斯底里以外的各种神经症的临床特征。他的这一分类观点与Krepelin及Mayer Gross等人的观点一致，也得到了较多医学工作者的赞同。尽管目前对此种观点仍存在争论，但它对解决目前神经症分类及描述性定义的混乱状态具有重要的贡献，并正在引起人们的关注。

神经症是一大类疾病，存在着复杂的病因学和发病机理，很难用单一的理论模式予以表述，其致病因素可能与下列因素有关。

（一）社会文化心理因素

尽管神经症的发病原因不清，但社会文化心理因素在神经症发病中的重要作用是目前国内外学者一致公认的。人的精神活动与这些因素密切相关，如果没有这些因素就不会有人的精神活动，也就不会有各种各样的精神障碍发生。社会文化及心理因素三者既相互影响又密不可分，它们从不同的侧面影响着人们的精神健康水平。任何社会均具有其特定的法律法规及道德准则，并具有其相应的奖惩机制，它们对人格的形成和发展具有重要的影响。法律和道德面前人人平等，这与社会现实生活中人们生活状况的不平等造成了人们的心理冲突。另外，社会生活中形形色色的角色累赘及角色混乱，社会对弱者及患者的保护和同情所导致的继发性获益现象，社会发展所带来的人口膨胀和环境污染，各种物理化学因素和意外事故所造成的伤害等。上述种种因素都直接或间接地影响着人们的精神健康，导致各种神经症及相关障碍的发生。不同的社会具有不同的传统文化，同一社会的不同地区和不同群体的文化传统也不相同，社会生活中每一个人所受的文化教育程度也有所差别，不同的文化造成了不同的人格和不同的价值，这些因素对人格的形成和塑造具有重要的影响。在不同文化背景和不同文化程度的群体中神经症的患病率症状表现也不相同，在文化落后地区的群众中，由于迷信观念，错误的传说及不恰当的卫生宣传等原因，分离转换性障碍、疑病症和恐怖症的发生较为常见；在文化水平发达地区的群体中则以神经衰弱及强迫症较为多见。我国的神经症患者的症状表现多以头痛、心悸、头晕等躯体症状多见，而西方国家则以心境不好、紧张恐惧及焦虑多见。

社会生活中的许多事件均可成为神经症及相关障碍的发生因素，一般认为，急性精神刺激（如：亲人的离异和亡故，工作中的重大挫折，意外事故，自然灾害及自尊心严重受创等）多引起分离转换性障碍及应激反应，而一些慢性的精神刺激（如：人际关系紧张，工作中的不愉快及过度劳累，不和睦的家庭气氛等）引起的心理冲突是神经症发生的主要原因。另外一些不良的暗示作用在以躯体症状为主的转换障碍、疑病症及神经衰弱的发生中具有重要影响。

（二）人格因素

人格因素受遗传及社会等因素多方面的影响，它在神经症及相关障碍发病中的作用较心理因素具有更重要的影响。很多事实表明：神经症很少是由于异乎寻常的惨重的精神打击所致，绝大多数神经症患者的经历与健康人没有明显不同。有些特殊类型的人格对神经症有很大的免疫力，例如：反社会人格，分裂样人格等。某些特殊类型的人格与神经症互相过渡，二者之间没有清楚的分界线。如强迫型人格障碍，焦虑回避型人格障碍等。很多学者对神经症的人格特征进行了研究，许又新教授将其概括为冲突人格，它具有以下三个特征：①有强烈的违禁性罪感或个人耻辱感。②没有道德愉快感，或者相对于第一个特征来说道德愉快感太薄弱。③手段不能或很难目的化。只要上述三个特征之一朝相反方面获得充分发展，那么这个人就不会有持久而痛苦的心理冲突，也就不会发生神经症。

（三）生物学因素

虽然传统的生物医学观点在现代神经症的研究中受到挑战，但是神经解剖生理、精神药理学及遗传学的研究结果均进一步表明某些类型神经症（如焦虑症，强迫症等）的发病有肯定的生物学基础。神经症及相关障碍的发病机制目前尚不清楚，众家学说各不相同，主要的学说有以下几种。

（1）精神分析学说：S.Freud 认为，人的精神活动可分为无意识、潜意识和意识三个层次，正常人的大部分精神活动受无意识的支配和影响，无意识和人的本能活动密切相关。无意识内存有被压抑的观念和情感，这些观念和情感来自过去的生活经历，尤其是童年时期性发育过程中的创伤性经历，正常情况下这些被压抑的观念和情感因受到潜意识的控制，它们很难进入意识。由于某些因素的影响，这些被压抑的观念可通过防御机制的形式表现出来，从而形成了各种不同的神经症性障碍。

S.Freud 的这一学说提出了精神活动个体及环境之间的相互动力关系，并创立了精神分析治疗方法，对神经症的治疗、分类和机制研究做出了重要贡献。但是他把性放在重要位置，认为"性力"是推动行为的一种重要力量，把人的行为全部归于"性力"的驱使，以求得"性"的满足。他用这种观点来解释人的精神活动，并与神经症直接联系，未免过于简单。目前他的这一观点已逐渐受到人们的批评，近代的 Freud 学派已不再过于强调"性"的重要性，而着重于人格结构中的文化和社会因素。

（2）条件反射学说：巴甫洛夫认为，人类的高级神经活动除了具有先天获得的非条件反射外，在后天生活过程中，由于外界环境刺激，也形成了一种条件发射。这种条件反射是人类普遍存在的生理及心理现象，构成了人类复杂的精神活动。人类的高级神经活动具有兴奋和抑制两个过程，这两个过程按照集中扩散、正负诱导和抑制释放的活动规律，保持着人体内外环境的平衡。

高级神经活动的兴奋抑制过程具有三种特征：①强度：即神经细胞和神经系统的工作能力和耐力；②平衡性：即兴奋和抑制过程的相对关系；③灵活性：即兴奋和抑制两种神经过程相互转换的速度。这三种特性的不同结合方式构成了人类高级神经活动的不同类型，如：灵活、强而均衡型，不灵活、强而均衡型，强而不均衡型，弱型等。各种不同类型的神经活动形成了神经症及其他精神病的发病条件，当各种有害因素引起高级神经活动兴奋抑制过程的过度紧张，其灵活性和平衡性改变，破坏了神经动力学平衡时，机体就表现出各种病理现象。

巴甫洛夫这一学说曾引起人们的广泛关注和重视，由此而产生的各种行为疗法目前仍在临床上广泛应用。但是，他把高级神经活动及其类型与人类神经症直接相联系，并用来解释人类错综复杂的神经活动则过于简单，也与大量的临床事实不符。

（3）冲突人格学说：学者在研究了许多资料的基础上，结合自己多年的临床实践经验，提出了神经症的冲突人格理论，他认为手段不能目的化是神经症发病机制之一。人的活动具有内目的和外目的，内目的是指活动本身给人带来的愉快感和满足感，外目的是指通过活动获得的现实利益。先有外目的后有内目的称为手段的目的化，先有内目的后有外目的称为目的的手段化，手段和目的二者可以相互转化。当一个人的手段不能目的化时，他就不能从他所从事的活动中获得愉快和满足，他的活动是仅仅为了完成枯燥的任务或避免受到惩罚，是由于外界压力及自我强迫驱使的结果，从而引起尖锐的心理冲突。另外，部分神经症患者具有较强烈的个人耻辱感和违禁性罪感，他们过分争强好胜，过分爱面子和追求虚荣，做事犹豫不决，谨小慎微，对他人的责难委曲求全，往往对自己提出过分不切实际的要求，做事总考虑"应该怎样"，用理智主义强迫自己从事自己不想做的事情，因而容易造成自我挫败和心理冲突。

手段目的化的最高形式是道德快感，是心底无私，乐观向上和助人为乐精神的体现，道德愉快可以消除人的一切罪感、个人耻辱感和心理冲突，从而避免神经症性障碍的发生。

（4）人本主义心理学说：人本主义心理学派的观点强调人的尊严和价值，尊重每一个人的基本自由和主动性，强调人的整体性和不可分割性，反对还原主义。认为人有强烈的自我；实现愿望，且不断追求新的和更高的目标，永远不会满足。其主要代表人物是马斯洛，他提出了人类需要的层次学说，认为人除了生理需要外，还有三种基本需要，即：安全的需要，爱与归属的需要，受他人尊重和自我尊重的需要。如果这些需要得不到满足，就会发生各种各样的精神障碍。这一学说正视了人的各种生理和心理，物质和精神的需要，但它却过分强调了个人追求的作用，忽视了社会及文化等因素在精神疾病发生中的作用和影响。

（5）生物医学学说：生物医学的观点和研究是一种古老的传统，其基本理论是认为每一种疾病都必定在人体某一系统内，特定的器官、组织、细胞或生物分子水平能够发现可以测量的物理和化学变化。在现代精神病的发展过程中这一观点受到了严重的挑战，虽然精神药理学、神经解剖生理学及遗传学研究提示，在神经症的发生发展过程中可能有某些生物因素的影响，但神经症决不仅仅是生物医学方面的问题，而是社会、心理及生物等各方面因素共同作用的结果。单纯用生物医学观点对神经症进行研究和治疗是片面的，也是不可取的。

神经症的治疗，目前较为公认的观点是以心理治疗为主，在短期内辅以适当的药物治疗。另外，电休克、胰岛素及精神外科也可用于某些特殊的神经症。

心理治疗的种类很多，目前约有四百多种，它们的理论各异，每一种所采用的技术也往往不是单一的，对于某些类型的神经症来说，多种不同的心理治疗可能都有一定的效果，总体疗效没有显著性差异。其差别只在于不同心理治疗所强调重视的因素有所不同，在神经症的治疗中，往往采用多种治疗方法交替灵活使用，通过加强与患者的沟通和理解，消除患者的焦虑、紧张、沮丧、自卑等情绪，帮助患者了解和接受自己，信任和支配自己，按自己的需要、兴趣、爱好和目标去满足自己。矫正自己的情绪体验，启发鼓励患者采取新的有效行动去间接改变自己的思想情欲，改变生活态度，建立全新的人际关系。

许多不同性质和类别的药物都可用于神经症的治疗，药物的选择应根据患者以前应用的药物种类、疗效及副作用情况。药物治疗只是对症治疗。短期内使用药物治疗虽可取得较好效果，但疗效是不持久的，停药后较易复发，且长期服用药物副作用较大，疗效不明显，还容易造成药物依赖，一旦停药就产生戒断反应，使患者更加难受，因此无限期的服药是错误的和有害的。在治疗中如果出现患者不能耐受的药物副作用时应及时更换药物，劝神经症患者忍受难堪的副作用是错误的做法，它既增加了患者的痛苦，又给下一步的治疗造成了阻抗。

虽然有些心理治疗者反对药物治疗，但在以心理治疗为主的前提下，辅以适当的药物可以减轻患者的焦虑和抑郁等情绪，减轻初期心理治疗的难度，缩短心理治疗的疗程。但在治疗前应让患者懂得药物治疗仅仅是开始阶段帮助他摆脱困境的暂时手段，一旦掌握了精神卫生之道就应抛开药物治疗，主动积极地改善自己的精神状态。

第二节　强迫性神经症

强迫性神经症是指患者意识上反复出现不能控制的强迫思维或（和）强迫动作。强迫思维是以刻板的形式反复进入患者头脑中的观念、表象或冲动。它们几乎总是令人痛苦的，患者往往试图抵抗，但不成功。强迫仪式动作是一再出现的刻板行为，这些行为既不能给人以愉快、满足，也无助于完成有意义的任务。患者常将其视为能防范某些自认为对自己有害，但客观上不大可能发生的事件。典型的强迫症状具有以下三个特征：①患者体验到强迫思维和强迫动作是属于自己的，是主观活动的产物，但有受强迫的体验；②主观上感到必须不断地加以意识的抵抗，这种自我强迫和自我反强迫是同时出现的；③对症状有一定的自知力，至少有一种病感，有求治的愿望和要求。

本病通常多在童年或成年早期发病。病程多变。两性发生率无显著差异。我国 1982 年 12 地区流行学调查本症在居民中患病率为 0.3‰。

（一）病因及发病机理

该症的病因及发病机理尚不清楚。有研究显示可能与下列因素有关：①社会因素：是一诱发因素，在西方国家性生活和婚姻关系上的困难、怀孕、分娩等是常见的诱发事件。在我国职业和社会生活中的挫折占突出地位；②素质及人格：强迫症患者过于不接受自己，甚至苛求自己，容易导致自我强迫与自我反强迫的尖锐冲突。这类人格的特点为：胆小怕事，优柔寡断，遇事过于细致、严肃、追求完美，力求一丝不苟，井井有条。具有强迫人格的人患神经症的难易程度，取决于若干特性之间彼此冲突的尖锐程度，一个人只要能够以一种有效的建设性方式将心理冲突外在化，便不易发病。

（二）临床表现

强迫症状具有多种表现，临床上可分为原发和继发症状。

原发性强迫症状可以分为五种：①强迫观念：是最常见的一种，包括强迫性对自己的怀疑，强迫性穷思竭虑，对立观念等；②强迫表象：是一种生动的、鲜明的形象，出现的表象多是令患者难堪和厌恶的。有时强迫表象是一种强迫性回忆；③强迫恐惧：是患者对自己的恐惧，害怕丧失自控能力，害怕发疯，害怕会做出违反习俗和伤天害理的事情，但无马上要行动的内在驱使；④强迫意向：患者感到有一种强烈的内在驱使使自己的意志将要失控，有马上就要行动起来的冲动感，患者对此感到强烈的不安，实际上很少直接转变为行动；⑤强迫性缓慢：这种情况少见。患者从起病时举止行动便是缓慢的，具有明显的仪式化特征，很少有焦虑，患者似乎在极端缓慢而无情地消耗自己的生命。

原发性强迫症状可以单独存在，也可伴有继发性强迫动作，可以说一切强迫动作都是继发性的，都是原发性强迫症状的产物，二者之间有可理解的联系。继发性强迫动作，可分为两种：①屈从性强迫动作：这种动作和观念在内容上是一致的。如强迫怀疑引起的反复检查核对行为。污染的强迫观念导致反复洗涤等；②对抗性强迫动作：患者反复采用各种仪式化行为来对抗强迫观念。如反复背诵道德箴言或口号，计数和默念无关词句来对抗淫秽内容的强迫观念等。少年人的对抗动作可显得幼稚，甚至古怪。

不论是屈从性还是对抗性的动作，开始时都是完全随意的，但后来都具有强迫性质。只要违反了仪式，哪怕是细枝末节，患者就会感到焦虑不安。患者虽然不心甘情愿，但又不得不强迫自己按既定的仪式办。

临床上见到的强迫症患者可分为三类：第一类以强迫思维为主，表现为观念，心理表象和行为的冲动，内容可有很大变异，常令患者感到非常痛苦。第二类以强迫动作为主，主要涉及洗涤，反复检查，以防范潜在的危险情境，保持有序和整洁。强迫洗涤以女性多见，强迫检查则以男性多见。第三类为混合性强迫思维和动作。

本症起病可急可缓，以缓慢起病者多见，病程较迁延，半数以上的病例病情逐渐发展，近 1/3 的病例呈波动性病程，常有中至重度社会功能受损。预后良好的指征有：健康的病前人格，病程短及发作性病程，不典型的症状尤其是伴有明显的焦虑或抑郁。是否存在阳性家族史、性别、智力水平、婚姻状况，起病急缓等与预后无明显关系。

（三）诊断和鉴别诊断

1. 诊断

典型的强迫性神经症诊断一般并不困难，要做出肯定的诊断，必须在连续两周中的大多数日子里存在强迫症状或强迫动作，这些症状引起患者痛苦或妨碍其活动。强迫症状具备以下特点：①必须是患者自己的思维和冲动；②必须至少有一种思想、动作仍在被患者徒劳地加以抵制，即使患者不再对其他症状加以抵制；③实施动作的想法本身是令人不愉快的；④想法、表象或冲动必须是令人不快地一再出现。

2. 鉴别诊断

（1）精神分裂症：精神分裂症患者可有强迫观念和动作，大多数情况下不难与强迫症相鉴别，有无症状自知力是二者鉴别的关键。精神分裂症患者对自己的信念坚信不疑，患者的防卫和进攻都是针对别人，对症状无自知力。而强迫症患者主要是不相信自己，自己跟自己作对，有症状自知力，虽然部分强迫行为严重者当时可无自知力，但事后，尤其是离开现场后，自知力便迅速恢复。

（2）抑郁症：抑郁症患者可伴有某些强迫症状。强迫症最常见的并发症也是抑郁症，抑郁障碍和强迫障碍常同时存在。二者的鉴别有时很困难，对于急性发作的障碍，应优先考虑首先出现的症状，如果两组症状都存在且都不占优势，一般最好将抑郁视为原发。对于慢性发作的障碍，单独存在且出现最频繁的那组症状应作为优先考虑的诊断。另外，抑郁症呈发作性病程，可有躁狂发作，症状总是以回忆以前的过失和错误为主。而强迫症状多较泛化，呈慢性病程，总是担心未来会发生什么不幸。

（3）恐怖性神经症：应与强迫恐惧相鉴别，恐怖性神经症是对某种具体事物、处境产生强烈的恐怖情绪，患者认为恐怖情绪的产生是理所当然的，无被强迫的强制体验。强迫恐惧是患者对自己的恐惧，患者害怕自己会丧失自控能力，而做出违反习俗及伤天害理的事情，具有自我强迫和反强迫的体验。

（4）脑器质性疾病：中枢神经系统的器质性病变，特别是基底节病变，可出现强迫性神经症状及强迫体验，患者并不把它视为异己意志的产物，神经系统疾病的病史和体征有助于二者的鉴别。

（四）治疗

强迫性神经症一向被认为是神经症中最难治疗的一种，近年来在临床上采用心理治疗与药物治疗相结合的方法对该病的治疗取得了较好的效果。

1．心理治疗

（1）森田疗法：对单纯的强迫观念有一定疗效。基本方法是让患者对不由自主的观念持不抵抗态度，不把它当作异物加以排斥，顺其自然。这样，那些违反自己意愿的观念、思想就失去了对立面，缓和了冲突，症状也就逐渐自然消失了。森田疗法，一般不适用于强迫动作，因为该类患者缺少深在的患病感，求治心不强。

（2）行为治疗：主要采用暴露疗法和反应防止法，行为治疗对强迫动作的治疗效果较好，对强迫思维的效果较差。

（3）认知领悟治疗：近年来，用认知领悟疗法治疗强迫症取得了较好的疗效。有的患者在短时间内经过几次治疗，即可使症状完全消失。方法是和患者一起澄清心理事实，讨论症状的幼稚性，使患者认识清楚在他的病态观念和行为中幼稚的思想行为模式。患者一旦认识并领悟到他是在不自觉地接受着不成熟心理的支配，就会站在成熟心理的立场上，重新评价自己的思想和行为，症状也就消失了。

2．药物治疗

药物治疗目前以氯丙咪嗪为最好。剂量每日 100～300mg。一般需服用数周才开始显效。最大疗效通常在 8～12 周时达到，氯丙咪嗪对原发性强迫现象和继发性仪式化行为都有效。氯丙咪嗪只能控制症状并不能治愈强迫症，服药产生疗效时，患者的典型体验是：强迫现象仍然存在，只是感到不碍事、不难受，容易控制。疗效多不持久，停药一月后复发率较高。近几年来选择性 5-羟色胺回吸收抑制剂（SSRI）如舍曲林、百忧解、帕罗西汀等用于治疗强迫症取得了一定疗效。短期疗效与氯丙咪嗪相似，且副作用少，患者容易耐受、服用方便（每日早晨服一片）。

其他抗抑郁制剂及抗焦虑制剂也可酌情使用，对强迫症及其伴随症状有一定疗效。

抗精神病药的疗效总的说是不好的，只有少数患者服药后感到痛苦有所减轻，副作用也较大，故最好不用。

胰岛素低血糖治疗可使50%的患者焦虑明显减轻，但强迫症状几乎无改变。

3．精神外科治疗

对极少数经过药物及心理治疗失败，且处于极端痛苦之中的慢性强迫症患者，在患者及其亲属要求下，可以考虑脑立体定向手术治疗。

第三节　焦虑性神经症

焦虑性神经症是以焦虑为主要临床相的神经症性障碍。焦虑症状包括三方面的内容：①没有确定的客观对象和具体的客观内容，并与处境不相称的恐惧不安的情绪体验；②精神运动性不安，表现为坐立不安，来回走动，也可表现为不自主的震颤或发抖；③伴有身体不适感的植物神经功能障碍，如果只有焦虑的情绪体验而没有动作和植物神经动能的任何表现，或只是单纯的躯体表现，无不安和恐惧的内心体验，则不能视为焦虑。

根据我国1982年全国12个地区神经症的流行调查发现，焦虑症的患病率为1.42‰，占全部神经症病例的6.7%，发病大多在16～40岁，女性多于男性，约为2:1，一般预后很好。

（一）病因及发病机理

焦虑症的病因和发病机理众说纷纭，目前尚无定论。现在研究显示，可能与下列因素有关：①社会心理因素所致的心理冲突；②患者的家族患病率及双生子同病率较高，提示可能与遗传有关；③生化及内分泌因素，在焦虑时常有肾上腺素和去甲肾上腺素分泌增加，提示可能与生化及内分泌有关；④某些药物所致的焦虑，如育亨宾及某些抗精神病药物等。

（二）临床表现

根据临床症状，焦虑症可分为广泛性焦虑和急性焦虑（惊恐发作）两个临床类型。

（1）广泛性焦虑：以经常或持续的，无固定客观对象或内容的紧张不安为主要临床相。这种紧张不安的严重程度及持久性与现实生活中的某些琐碎问题不相称，患者焦虑的内容随日常生活环境的变化而变化，没有中心主题，也没有明确的社会倾向性，甚至患者自己也想不通他整天到底在害怕什么。患者时刻在等待着不幸的到来。似乎在预示着未来岁月中全部可能发生的危险和灾难。患者感到难以忍受，但又无法摆脱。常伴有植物神经功能亢进，运动性紧张和过分警惕，注意力难以集中，对日常生活中的事物失去兴趣，社会及职业功能受到严重影响。

（2）急性焦虑（惊恐发作）：以反复出现强烈的惊恐发作，伴濒死感或失去控制，以及严重的植物神经症状为特点。发作不限于任何特殊的处境，也没有特殊的诱因，发作突然，每次发作10～20分钟。发作间歇期可以没有任何症状，发作时表现为强烈的恐怖、剧烈的心跳、胸痛、咽喉部阻塞和窒息感、头晕、全身发麻和针刺感、呼吸快而浅，可有短暂的人格解体体验。有些患者发作后卧床不起，衰弱无力，典型患者发作后可有一身冷汗现象。

（三）诊断与鉴别诊断

1. 诊断

焦虑性神经症的典型病例是不难诊断的，要点是医生对于焦虑的症状学描述要有正确的理解。广泛性焦虑的诊断依据是：患者必须在至少数周（通常数月）内的大多数时间内存在焦虑的原发症状。这些症状应包括恐慌、运动性紧张和植物神经活动亢进三个要素，且明显妨碍社会功能。在病程中出现短暂的（一次或几天）其他症状（如抑郁），并不排斥广泛性焦虑作为主要诊断，但这些症状不得完全符合抑郁障碍、恐怖障碍、惊恐障碍、强迫障碍的诊断标准。

惊恐障碍的诊断依据是：在一个月内至少存在三次惊恐发作，每次发作持续 10～20 分钟，发作无明显原因，表现为强烈恐惧伴严重的植物性神经系统症状。发作间期基本没有焦虑症状。

2. 鉴别诊断

（1）器质性焦虑综合征：许多躯体疾病可有焦虑表现，尤其是心血管疾病及内分泌疾病。从病史、躯体及实验室检查可查出在病因上与焦虑有关的器质性疾病。

（2）抑郁症：焦虑和抑郁经常同时存在。在等级制诊断系统中，抑郁症的等级高于焦虑症，诊断焦虑症时必须排除抑郁症，一个病例即使焦虑较抑郁症明显，只要它符合抑郁症的诊断标准，就应诊断为抑郁症，而不考虑焦虑症的诊断。

（3）神经衰弱：神经衰弱的患者可有焦虑症状。它与广泛焦虑的鉴别取决于医生的观点和诊断标准。一般认为，只要符合广泛性焦虑的诊断标准，就不考虑神经衰弱的诊断。

（4）其他：某些药物（如激素、抗精神病药物）及酒和药物依赖的戒断反应可引起焦虑症状，详细的病史有助于诊断的确定。

（四）治疗

心理治疗和药物治疗都有明显效果，一般病例应在心理治疗的基础上适当配合药物治疗。

心理治疗有多种不同的理论和方法，在实际应用中应根据情况灵活运用。各种理论和方法之间并不是不相容的。治疗开始前医患间的交流很重要，有利于医患间的沟通理解和澄清患者的心理事实，为下一阶段的心理学解释扫清道路。

虽然焦虑症的心理冲突是尖锐而持久的，但同样也是可以理解的，患者态度的根本转变完全可以消除它。不管采用何种心理学解释（如 Freud 的性欲受阻抑，Adler 的自卑情绪和社会情感发展不足。Maslow 的需要层次论以及 E.Beme 的 P-A-C 分析等），只要为患者接受就会有效。另外，森田疗法、催眠疗法，松弛疗法和行为疗法，对焦虑症的治疗也有较好的效果。

许多不同性质和类别的药物都可以用于焦虑症的治疗，在治疗前详细询问患者过去服用的药物、剂量、疗效和副作用是必要的。传统上一般首选苯二氮卓类，其次考虑二苯甲烷类或三环类抗抑郁剂。近几年来 SSRI 类药物以其服用方便、副作用少的优点用于焦虑症，并取得了较好的疗效。巴比妥类因易产生药物依赖最好不用。抗精神病药因其副作用难以令人耐受也不主张使用。β-受体阻滞剂对减轻患者的植物神经症状（如心动过速、震颤、多汗等）有效。

焦虑症状的病程往往有明显波动，疗程要符合患者症状加剧的时期。症状轻者可不用药物，症状重者待症状控制满意后，用药持续 2～4 周即可停止。如果服用 2 周无效或疗效不佳，应增加剂量或换药，但要避免长期服药。

第四节　恐怖性神经症

恐怖症是一组包含多种不同性质和起源的精神障碍，相互间差异很大，难以用单一的原因和发病机制去解释，也不能用同一种方法去治疗。它以对某些特定的物体或处境产生不相称的、持续的恐惧并采取回避行为为主要临床特征。患者对症状有一定的自知力，为此深感痛苦但又无法控制和摆脱。恐怖症的分类及命名目前尚不统一，在传统上是在恐怖症这一术语前加一前缀的方法来分类和命名的，以致出现好多像噪音恐怖症、学校恐怖症、不洁恐怖症等容易让人误解的分类和疾病名称。有学者认为把恐怖症可分为两类：一类是简单的或单症状性恐怖症，另一类是复杂的或弥散性恐怖症。前者较后者具有较少的人格缺陷，对治疗的反应也较好。本节按照传统上的习惯将恐怖症分为社交恐怖症、聚会恐怖症及特定单一的恐怖症三个临床类型。恐怖症在国外较为常见，人口患病率为 5.77‰。但国内较为少见，1983 年全国 12 个地区流行病学调查，其患病率为 0.59‰。占全部神经症患者的 2.7%。本病多见于青少年，女性多于男性。

（一）病因和发病机理

本病的病因和发病机理目前尚不清楚，但不少资料显示社会心理因素导致的心理冲突在发病中起一定作用。另外，素质和人格在本病的发生中也具有重要影响，恐怖症患者有一定的人格特征，表现为胆小、害羞、被动、易焦虑、依赖性强等特点。

（二）临床表现

根据患者的临床表现分为以下三个临床类型。

（1）社交恐怖症：这是国内临床上最常见的恐怖症。男女两性发病率几乎相同，多起病于青春期，只有少数起病于 20 岁以后。有多种多样的症状表现形式，其核心症状是怕人，常伴有自我评价过低和害怕被批评。症状通常出现在和别人一起的时候，而独处时则没有恐怖症状。常见形式之一，是在一对一的社交场合下，产生强烈的不安和恐惧，可有心动过速、脸红、手抖、恶心或尿急的主诉。而与一群陌生人（在街上或公共场所）在一起时并无恐惧或仅有轻微的紧张。发作较重时伴有头晕、恶心、震颤等。严重者拒绝与任何人（除家属外）发生接触，不能参加任何社交活动。另一种常见形式是怕看别人的眼睛，怕人家看出他表情不自然，内心的感受及想法，或者感到别人的眼光很凶，对自己很厌恶或憎恨。有些患者叙述控制不住用眼睛的"余光"看人。患者感到他不能使自己的眼光像焦点一样集中于某人或某物，并为此深感痛苦。

（2）聚会恐怖症：在国外是一种较常见的恐怖症，国内资料报道罕见。起病多在 18～35 岁，以女性多见。主要表现是患者每当身处空旷场合时，就产生恐惧和害怕的心理并伴有明显焦虑反应。这类患者通常也多害怕到公共场所去，如街道、商店等拥挤的地方及电梯、公共汽车、飞机等封闭的空间。

（3）特定单一的恐怖：指患者的恐怖局限于高度特定的情境或单一事物。患者一看到怕的东西即可引起焦虑反应，并力图采取回避行为。特定的恐怖一般在童年或成年早期发病，如果不治疗，病情可持续数十年，并导致功能残疾，导致功能残疾的程度取决于患者回避恐怖情境的程度。特定恐怖中的血液——创伤恐怖与同类别的其他恐怖不同，它导致心跳缓慢，有时出现晕厥，而不是心跳过速。另外，特定的疾病恐怖通常只限于某一特殊的疾病，且有对其所恐怖疾病的可疑患者及相关医院的回避行为。患者很少诉述所怕疾病的躯体症状，没有进行检查和明确诊断的要求，也不要求治疗其所怕的躯体疾病。它与疑病症患者不同，疑病症患者多具有弥散性疑病倾向，对自己的健康过分担心，遇人便讲述各种身体不适感，且反复到医院要求做各种检查以明确诊断，并要求医生给予反复的解释和保证。

（三）诊断与鉴别诊断

1．诊断依据

（1）对某些客体或处境有强烈的恐惧。

（2）害怕与处境不相称（即相对于大多数人在相同或类似的处境下害怕的程度而言）。

（3）患者感到痛苦，往往伴有显著的植物神经功能紊乱。

（4）对所怕处境的回避，并直接造成社会功能受损害。

2．鉴别诊断

（1）强迫症：强迫症是主观上感到有非想和非做不可的体验，害怕自己会失去理智和控制，并进行有意识的抵抗。而恐怖症患者是对外界某种客观事物和环境感到恐怖，并因此而引起回避行为，无自我强迫和自我反强迫的体验。另外，强迫症患者可同时有恐怖症状，但恐怖症状一般出现在强迫症状之后，且其持续时间短于强迫症状的存在时间。

（2）焦虑症：焦虑症的焦虑无明确客观对象和客观处境，而恐怖症则反之，具有明确的客观对象和客观处境。

（3）精神分裂症：该病多只有短暂的恐怖症状，并伴有其他精神病性症状，如：幻觉及妄想体验情感淡漠及怪异行为，自知力缺乏。

（四）治疗

（1）行为治疗：恐怖症的治疗目前主要采用行为治疗。原则是：①自愿：患者接受治疗是基于自己深思熟虑后所做出的抉择；②主动：治疗中患者不仅是治疗的被动接受者，而且还是积极的参与者。患者愈是充分发挥自己的主动性，治疗的效果就愈好；③计划：治疗中医患双方应按制定好的诊疗计划循序渐进，认真执行，否则疗效不佳。

在治疗中应加强医患间的沟通和理解，患者家属及周围人的同情支持和鼓励，也有益于治疗效果的提高。

行为治疗常用的方法有：系统脱敏疗法，暴露疗法，阳性强化法等，行为治疗前加强自我松弛训练对提高治疗效果也有较大的帮助。

（2）认知疗法：认知心理治疗是近年发展起来的较有成效的治疗方法，其治疗要点为：治疗者与患者发展和建立良好的人际关系，加强沟通和理解，结合患者的实际经验和澄清了的心理事实，对患者的疾病做出通俗的解释，逐渐改变患者的认知态度，从而减轻患者的焦虑和恐惧情绪。该疗法对恐怖症患者有较好的疗效，尤其是对社交恐怖症患者。

（3）药物治疗：严格说，任何一种药物都不能够真正消除恐怖症。药物治疗的目的在于减轻患者的紧张、焦虑和恐惧发作。常用的药物有抗焦虑药、三环类及 SSRI 类抗抑郁剂，β-受体阻滞剂等。

第五节　抑郁性神经症

抑郁性神经症是一种以持续心情低落为主要特征的神经症性障碍。该病多迁延不愈。常伴有焦虑、躯体不适感和睡眠障碍。患者对此感到痛苦，有主动求治的愿望和要求，其日常生活能力无明显受损。

本症多缓慢起病，以女性多见，1982 年我国 12 个地区神经症流行学调查结果显示本症的患病率为 3.11‰，占神经症全部病例的 14.0%。

（一）病因和发病机理

本病的病因和发病机理不清，有研究显示与下列因素有关：①遗传因素，在本病的发生中具有一定作用，人的素质在某种程度上受遗传因素的影响。有人认为该病患者具有自卑、易悲观失望、软弱怕事、依赖性和被动性强的素质特点，这类人格特征可以视为抑郁性神经症发生的温床。②心理社会因素，尤其是日常生活中的矛盾和冲突是绝大多数患者的促发因素。③生化因素，虽然目前尚无生物化学因素改变的确切证据，但抗抑郁剂对本病的明显疗效提示该病有生物化学因素改变的可能。

（二）临床表现

本病多数在青壮年起病，病前常有心理社会的应激因素。起病缓慢，就诊时病期多数已持续一年以上。临床上最突出的症状为持久的情绪低落，其间即使有过几天或几周的好转，但多好景不长，随后又陷入抑郁状态。

抑郁症的临床表现包括下列症状：疲乏无力，思考困难，记忆力减退，入睡困难，食欲及性欲降低，注意力不集中等。患者的抑郁程度一般较轻，情绪反应依然存在。兴趣有所减退，但未丧失，有时对家人的责任感还很强烈。有自我评价低、对前景悲观失望的感觉，除极少数严重患者外，很少达到绝望程度。对自己生活中的失败往往归咎于他人，很少有自罪观念。被动接触良好，愿意接受鼓励、赞扬、同情、支持和治疗。

另外，某些神经症的症状也较常见，如：焦虑、易激惹及躯体方面的不适，这些症状可随着抑郁症状的改善而减轻。

（三）诊断和鉴别诊断

1. 诊断依据

（1）以持久存在的轻至中度心情抑郁为主要特征。在心情低落的背景上有持续存在的心理冲突。

（2）没有内源性抑郁的任何特征性症状，如：明显的精神运动性迟滞，早醒和症状晨重晚轻，严重的内疚感及自罪观念，持续的食欲减退或体重减轻，不止一次的自杀未遂，幻觉、妄想症状以及自知力缺损。

（3）症状明显妨碍社会职业功能。

（4）症状至少持续 2 年。

（5）不是由器质性疾病及药物原因引起的抑郁。

2．鉴别诊断

（1）内源性抑郁症：二者鉴别的要点在于抑郁性神经症多为慢性持续病程，病前性格多有缺陷，抑郁程度较轻，无内源性抑郁的特征症状，无躁狂发作史，对病情有自知力。而内源性抑郁症多为急性起病，发作性病程，多无明显心理社会因素诱发，病前人格相对健全，抑郁程度重，有躁狂发作史，对病情无自知力。

（2）反应性抑郁：由明显的精神刺激引起，起病与精神刺激在时间上联系密切，症状常反应心因内容，其病程多较短，极少超过半年。

（四）治疗

（1）心理治疗：心理治疗在本病的治疗中具有重要作用。近几年来，一些新的心理治疗技术使疗效明显提高，如：认知心理治疗、认知行为治疗和支持性心理治疗等。治疗的目标在于让患者面对现实，矫正患者的错误认知，提高人际交往的能力，减轻或缓解抑郁情绪。

（2）药物治疗：适当应用药物，可以改善患者情绪，减轻躯体不适感，增强患者对治疗的信心和对治疗者的信任。常用药物有三环类及 SSRI 类抗抑郁剂，也可选用抗焦虑药（如阿普唑仑、安定等）。

（3）电休克治疗：对少数有严重消极言行者，可考虑电休克治疗，症状消除后，给予药物维持治疗。

第六节　分离（转换）性障碍

分离（转换）性障碍在我国传统上译为癔症，又名歇斯底里。患者多在精神因素的刺激下突然发病，表现出具有鲜明情感色彩的精神障碍或躯体功能障碍。临床症状及疾病过程可因为受暗示作用的影响而改变，病情常反复发作，预后一般良好。

有关本病的争议很多，有些学者认为它不属于神经症，这是因为它不具备其他神经症性障碍的共同特点：如长期的内心冲突，内心的痛苦感和主动求治的愿望等。

该症的发病率各地报道不一，经济文化落后地区人群中该症的发病及患病率较高，经济文化发达地区较为少见。1982 年我国 12 地区流行病学调查其患病率为 3.55‰，占全部神经症病例的16%，多发病于青壮年，女性多于男性。

（一）病因与发病机理

本病的病因及发病机理目前尚不十分清楚，可能与下列因素有关：①心理社会因素：使患者感到委屈、悔恨内疚、悲伤的一般性生活事件常常是该症第一次发病的致病因素。有一部分多次发病的患者可通过触景生情、联想或自我暗示而发病。②遗传因素：该症患者的家族成员患病率高于一般居民，该类患者有一定的性格特征，表现为情感反应强烈，肤浅而不稳，具有高度暗示性和自我暗示性，富于幻想，表情夸张，寻求别人注意，以自我为中心等。另外，文化水平落后，迷信思想严重，也是该病发生的重要因素。

（二）临床表现

1. 一般特征

该病多起病于青年期，起病急骤，在起病前多有心理社会因素，但刺激的程度不一定十分强烈。该病可以出现类似任何疾病的症状表现。临床表现和真正疾病的相似程度取决于患者对该种疾病的认识水平，患者的症状常因环境或自我暗示而变化，且不符合神经、解剖和生理规律。周围人的过分关注常使症状加重，给人以夸张和做作的印象。相当比例的患者对自己的症状表现得不太关心，不像其他同类症状的患者那样痛苦和烦恼，缺乏求治愿望，这可能与该病给患者带来的继发性获益有关。

2. 分离型障碍

（1）情感暴发：是我国最常见的分离型障碍，可占所有该类疾病住院患者的 1/4。主要表现为情绪释放，时哭时笑，吵闹，以夸张表演的姿态诉述他们的委屈和不快，带有尽情发泄的特征。发作时多伴有意识范围的狭窄。发作后出现部分遗忘。部分患者伴有心因性幻觉、附体症状、冲动毁物、伤人、自伤和自杀现象。在情感暴发的基础上，部分患者可有痉挛发作。

（2）分离性遗忘：为突然发生的记忆障碍。遗忘通常为部分性和选择性的，一般都围绕着创伤性事件，遗忘的程度和完全性每天有所不同。患者意识清晰，认知和适应功能良好，与他们的严重记忆缺损很不相称。

（3）分离性漫游：为突然外出做无目的的游历，数小时或数天后突然发觉自己在一陌生环境，却不知如何来到这里。在漫游过程中保持基本的自我照顾，并能与陌生人进行简单的社会交往。

（4）假性痴呆：为突然发生的类似痴呆的状态，他们的记忆丧失，在日常生活中错误百出，给人以呆傻幼稚的感觉。

（5）双重或多重人格：是突然的身份改变。患者突然变成了另一个人，常常是已故的亲友，或者是"人物化"的神灵或鬼怪，并以新的身份说话或行动。两种或多种身份可以相互交替出现。

（6）分离性木僵：为突然发生的木僵状态。此类木僵必须与紧张性、抑郁性及其他躯体疾病所致的木僵相鉴别。详细的病史及近期发生过应激事件或目前存在心理问题的证据。将有助于该症的诊断。

（7）精神病状态：发病后患者表现出严重性精神病症状，如错觉、幻觉及妄想。但这些症状的表现形式和内容不固定，多变化，易受暗示的影响。

3. 转换型障碍

（1）感觉障碍：该类患者可出现各种各样的躯体感觉障碍和感官功能障碍。感官功能障碍最引人注意的是突然发生的失明和听力丧失，部分患者有咽部异物感，但却没有可查证的器质性改变。躯体感觉障碍主要表现为感觉过敏、减退及缺失。

近几年来疼痛为主诉者逐渐增多，这类感觉障碍的特点是病变部位与神经分布不相符，且界线不明确，在暗示的影响下可改变病变的范围和严重程度。

（2）运动障碍：常见的有痉挛发作和肢体瘫痪，以前者较为常见，多突然起病，表现为全身挺直或呈角弓反张状，并有闭目、咬牙、屏住呼吸、双手乱抓、撕衣服、抓头发、满地乱滚等现象，一般经历 20～30 分钟，症状具备暗示性，无意识障碍，无强直和阵挛发作的规律，无舌咬伤及尿失禁。瘫痪者以单瘫或双下肢截瘫多见,该类瘫痪不符合神经分布特点,也无上下运动神经元损害时的体征。肌张力及腱反射无异常,病理反射阴性。

(3)内脏及植物神经功能障碍:主要表现为胃肠道的症状,如厌食、呕吐、嗳气、呃逆等,也可出现皮肤发冷,水肿及尿潴留等植物神经功能紊乱症状,患者症状多变缺乏稳定性。

(三)诊断和鉴别诊断

1. 诊断

该病的诊断需具备下列证据:一是排除证据,即排除其他可能引起类似症状的疾病,如器质性疾病、精神分裂症、抑郁症等。二是因应激而起病,三是症状具有暗示性和继发性获益,三者缺一不可。其诊断依据为:①有心理社会因素作为诱因;②表现有下述情况之一:分离性障碍、分离性遗忘症、分离性漫游症、分离性身份障碍(癔症性双重或多重人格)、癔症性精神病、转换性运动和感觉障碍及其他癔症形式;③症状妨碍社会功能;④有充分根据排除器质性病变或非依赖性物质所致的精神障碍。

2. 鉴别诊断

(1)癫痫大发作:该病发作前无精神刺激,发作时意识完全丧失,出现规律性的强直期、阵挛期、昏睡期及恢复期,发作时间一般不超过 5~6 分钟,并有舌咬伤、大小便失禁等,对发作过程无记忆。

(2)应激反应:该病没有癔症的个性特征,临床症状紧紧围绕心因体验,无夸张色彩及暗示性特点。情绪多低沉、抑郁。

(四)治疗

在该症的治疗中,所有参加治疗的成员及患者家属应步调一致,密切配合,共同执行治疗计划。周围人的态度对疾病的演变起重要作用,过分的关心和依从常使病情加剧和持久化。

对于大多数的急性发作患者,简单的安慰、保证或暗示并结合一些镇静药物,常足以收效。病程较长者,则应对患者的症状,病情演变及心理社会环境作全面考虑,找出使症状持久化的原因,并采取相应措施。

(1)心理治疗:在心理治疗时,应注意不要过分关注患者的症状。对症状的反复盘问及不必要的检查常导致不良的暗示作用。关注的重点应是促发症状的心理因素。常用的治疗方法是疏泄、解释和暗示,引导患者讲述或激发与本次发作有关的心理诱因及内容,疏泄患者的情绪,减轻患者心理痛苦,向患者耐心而适当地解释疾病的性质和原因。暗示在本病的发生和发展中起重要作用,有时暗示治疗足以减轻和消除患者的症状。暗示治疗常采用针刺、静注葡萄糖酸钙及电兴奋疗法。

(2)药物治疗:多数患者并不需要药物治疗。对于少数的急性情绪或行为障碍,可给予小剂量镇静药物治疗。由于药物治疗具有心理暗示作用,发作控制后可给适量药物维持治疗。

第七节　疑病性神经症

疑病性神经症是以疑病症状为主要临床特征的神经症性障碍。患者对自身的健康状况或身体某一部分的功能过分关注，他们对身体健康估计之坏或疑虑的程度与他们身体的实际状况和文化程度不相称。医生对疾病的解释或客观检查均不能消除患者对自身健康所固有的成见。

1982 年我国 12 地区精神疾病流行学调查，在 16～59 岁居民中，疑病症的患病率为 0.15‰，占全部神经症病例的 0.7%，女性多于男性。

（一）病因及发病机理

本病的病因及发病机理尚不清楚。有研究显示，疑病症患者具有敏感多疑，主观固执，对身体过分关注，追求完美的素质倾向，这种素质构成了本病的发病基础。在此基础上某些不良的社会心理因素（如亲友患病、死亡等）和医源性因素（如医生不恰当的言语、态度和行为及错误的诊断等）往往成为疑病症的诱发因素，部分患者也可因躯体疾病而诱发。

（二）临床表现

本病多在中年期起病，以缓慢起病者居多，发病多有心理因素及躯体疾病作为诱因。医源性因素在本病的发病中也具有重要作用。本病多数为慢性病程，可持续多年，近期和远期预后较差。

疑病症的症状各不相同，可以是全身不适，躯体某一部位的疼痛或功能障碍，甚至怀疑某一具体疾病的存在。症状以骨骼肌肉及胃肠系统多见，常见部位为头、颈及腹部。疑病症状可以分为以下四个部分：①疑病烦恼：是指患者陷入对自己身体健康状况和怀疑所患疾病的过度思虑和害怕状态，明知这样无助于身体健康，却无法摆脱，不能自拔。医生的解释可以打消患者的某一顾虑，但随即又产生另一顾虑，因此烦恼依旧；②对身体的过分关注：表现对身体任何轻微的变化都特别在意，尤其是他们所怀疑的身体部位和功能；③疑病性不适：可能是感觉过敏，和感觉异常，这类体验有时十分鲜明逼真，如感到有虫在血管中爬行，血液在皮下流动等。症状似乎与自我暗示有关，但很难用暗示治疗的方法消除；④疑病观念：属于超价观念，是具有强烈情感色彩的信念。患者确信自己患有实际上并不存在的疾病。虽然依据不充分，但其推理并不荒谬。检查的阴性结果，医生的解释和保证，均不足以消除他们的疑病观念。对上述四部分症状进行不同的组合，构成了疑病症各种各样的临床相。

（三）诊断和鉴别诊断

1. 诊断依据

（1）以原发性疑病症状为主要临床特征。表现为对健康的过虑，对身体的过分关注和感觉过敏以及疑病观念。

（2）病程达六个月以上。

（3）症状明显妨碍社会功能。

2. 鉴别诊断

（1）器质性疾病：疑病症的诊断必须排除器质性疾病。应通过详细地询问病史、查体及实验室检查来鉴别。

（2）精神分裂症：早期患者多有疑病症状，但大多持续时间不长，疑病观念模糊，内容不固定，且往往使人感到荒谬和古怪，无自知力及求治愿望，随着病情的发展精神分裂症特征更加明显。

（3）其他神经症：其他神经症中常见疑病症状，但在整个病程中不占主导地位，随着原发疾病的消失和治愈，疑病症状即可消失。

（四）治疗

（1）心理治疗：疑病症最基本的治疗是心理治疗。治疗时应尽可能避免讨论患者的症状，在建立良好的医患关系的基础上，逐步引导患者认识疾病的本质。如果患者对本病的性质和起源有所体会和认识时，对自己健康状况和健康观念就会有一个相对正确的评价，就可取得治疗的成功。

目前，常用的方法有：行为治疗、认知治疗、精神分析治疗和森田疗法等，如果患者的暗示性较高，也可用催眠暗示性治疗。

（2）药物治疗：疑病症的药物治疗必须慎重。如果有明显的焦虑和抑郁，可试用抗焦虑剂或抗抑郁剂。除此以外，最好不用。药物治疗的可能危害有三个方面：①强化患者的疾病心理；②药物的副作用使病情复杂化；③药物依赖。

第八节　神经衰弱

神经衰弱是一种神经症性障碍，主要表现为与精神易兴奋相联系的精神易疲劳，心情紧张，烦恼和易激惹等情绪症状，以及肌肉紧张性疼痛和睡眠障碍等生理功能紊乱症状。这些症状不是继发于躯体或脑器质性疾病，也不是其他任何精神障碍的一部分：神经衰弱这一概念的存留，目前仍有较多的争议。在西方不少国家已经废弃了这一概念，本病的有关症状都合并到焦虑症、抑郁性神经症、疑病症及躯体化障碍等疾病之中。由于受前苏联分类的影响，我国目前仍保留了这一分类概念。1982 年我国 12 地区精神疾病流行调查显示，在 16～59 岁的居民中，神经衰弱的患病率为 0.3‰。大多数病例发病于 16～40 岁之间。患病率女性显著高于男性，从事脑力劳动者居多。

（一）病因与发病机理

本症的病因与发病机理不十分清楚。一般认为造成长期精神紧张和内心冲突的因素是，如工作学习负担过重，人际关系紧张，不愉快的生活事件及生活习惯的改变等是导致该症发生的主要原因。另外，不良的性格及心理特征，如：过分爱面子、孤僻胆怯、敏感多疑、易急躁等，在该病的发生中也具有重要作用。

（二）临床表现

神经衰弱患者可有多种精神和躯体症状。主要有以下三种表现。

（1）与精神易兴奋相联系的精神易疲劳：精神易兴奋指患者的联想和回忆增多而且杂乱，尤其在入睡时严重，浮想联翩，难以入睡。患者联想和回忆的内容几乎都是过去不愉快的经历，以及现在使人苦恼的事件和处境，及将来可能发生的风险，失败和意外事故。患者为此感到痛苦不堪，总想控制自己不去想，但又不由自主。常伴有注意力不集中及对光、声等感觉过敏现象。

神经衰弱的疲劳是情绪性疲劳。患者感到精力不足、萎靡不振、全身无力、困倦思睡、记忆差、思考困难、工作效率下降等。休息服用补品均不能使疲劳消除，只有心情舒畅，才能使它减轻或消失。另外，神经衰弱的疲劳不伴有欲望和动机的减退。患者在感到精疲力竭的同时，心里却想得很多，欲念十分活跃。

（2）情绪症状：神经衰弱的情绪症状主要有烦恼、易激惹和心情紧张。这些情绪症状必须具备以下三个特征：①患者感到痛苦，倾向于见人就诉苦或求助求治；②患者感到控制不住情绪或摆脱不了；③情绪的强烈程度和持续时间之久与生活事件和处境不相称，常为一点小事就烦恼、紧张和发脾气。

（3）心理生理障碍：常见的有睡眠障碍、头痛不适感和内脏功能障碍。睡眠障碍主要是睡眠和醒觉的节律紊乱，白天发困，夜间却兴奋难眠，难以入睡，多梦及醒后不解乏，常是患者的主诉。部分患者有睡眠缺乏感。头部不适感主要是紧张性头痛，部分患者可同时存在血管性头痛。患者主诉有持续的头痛、头昏、头顶有重压感和紧张感，后颈部发僵发硬，脑袋发胀等。内脏功能紊乱常只限于个别的器官，以消化、循环、呼吸系统功能障碍多见。

（三）诊断与鉴别诊断

1. 诊断

神经衰弱症状的特异性较低，很多疾病都可以有这类症状。因此在诊断时，必须排除其他疾病才能确定神经衰弱的诊断。首先应排除躯体及神经系统的各种器质性疾病，其次要排除各种精神病及其他各种神经症。其诊断依据如下。

（1）以上述的精神兴奋，易疲劳，情绪症状及心理生理症状为主要临床相。其中精神易疲劳和情绪症状是诊断的必备症状。

（2）症状至少持续三个月。

（3）症状妨碍社会功能。

（4）不符合其他神经性障碍的诊断标准。

2. 鉴别诊断

（1）生理性疲劳：生理性疲劳无严重的不适感，常伴有情绪的松弛，动机的减弱和疏懒，经过休息后可恢复。神经衰弱患者的疲劳使者感到很痛苦，伴有情绪紧张及精神兴奋。患者在感到很累的同时却想的很多，欲念活跃，单纯的休息并不能消除症状。

（2）神经衰弱症状群：脑及躯体的器质性病变，可出现类似神经衰弱的症状，称为神经衰弱症状群。详细的病史调查，体检和实验室检查的阳性发现将有助于和神经衰弱相鉴别。

（3）精神分裂症：早期可出现类似神经衰弱症状，随病情发展多出现精神病性症状，患者无自知力，缺乏求治愿望和要求。

（4）抑郁性神经症和焦虑症：神经衰弱患者可伴有焦虑和抑郁情绪，但这些症状均不得符合焦虑症和抑郁性神经症的诊断标准。

（四）治疗

神经衰弱的治疗，一般以心理治疗为主，辅以药物、物理及其他治疗。

（1）心理治疗：心理治疗应根据患者的具体情况选择不同的谈话内容和方法。治疗的内容主要不是给患者提供生物医学的解释，而是和患者一道去体验人生，治疗中应以高度关心和同情的态度与患者建立良好的关系，弄清患者的内心体验，引导患者认识所患疾病的性质和原因，启发患者正视自己的内心冲突，用积极的人生态度和有效行动去面对客观现实，在成功中体验人生的愉快。同时，合理安排作息制度，坚持体育锻炼，培养生活情趣，均有利于疾病的康复和疗效的巩固。

（2）药物治疗：药物对于神经衰弱只有对症治疗作用，目前应用最多的药物是抗焦虑剂，抗抑郁剂也可应用。所有抗焦虑剂都可改善患者的心情，具有肌肉松弛和镇静催眠作用。抗焦虑剂治疗以不超过两个月为宜，长期用药不仅疗效不显著，还容易造成药物依赖。

另外，抗精神病药物的副作用较强，不适用于神经衰弱的治疗，应尽量避免使用。

（3）其他：胰岛素低血糖疗法、中药、针灸、按摩及电针等，对治疗该症均有一定疗效，可酌情使用。

第五章 睡眠障碍

第一节 睡眠的基础研究

（一）睡眠的本质及其分期

睡眠是一种生物学现象，是人体生理和心理活动的需要，它对维护人们的身体健康和维持精神活动的进行有重要作用。睡眠和醒觉是两个周期性地相互主动转化的过程，二者交替进行，构成了人体正常的睡眠-觉醒周期。睡眠并不是人体的静止状态，而是一个贯穿着行为、心理及生理活动的复杂变化和组合的过程。国际上根据脑电图（EEG）的变化，眼球运动情况及肌张力的改变将睡眠分为两个各有特点并周期性呈现的睡眠时相：非快速眼球运动（NREM）和快速眼球运动睡眠（REM）。

（1）非快速眼球运动睡眠：此期 EEG 从低振幅高频率变为高振幅低频率。这一过程又叫 EEG 的同步化，根据其同步化的程度，本期可分为四个阶段。

第一阶段：EEG 减慢至 θ 频率范围（4~7 次/min）和低振幅（＜50uv 和节律性差），S 波消失无纺锤波，此期持续约 1~7 分钟，对外界刺激仍有反应，有不少奇异体验，如：躯体麻木，颤动和沉浮等，头脑中还有片断的思维活动，醒后仍可回忆，此时若被唤醒，本人常否认已入睡。

第二阶段：EEG 出现频率为 12~15 次/min 和峰值为 100uv 的纺锤波，此期对外界刺激已无反应，亦无可回忆的精神活动，此时若被唤醒，仍可否认已入睡。

第三阶段：脑电图在纺锤波基础上出现中等量的高振幅（＞700uv）的慢波 1~4 次/min，即 δ波，此期不易唤醒。

第四阶段：脑电图主要表现为高振幅（150~250uv），低频率（1~3 次/min）的 δ 波，纺锤波消失，此期无精神活动，睡眠最深，持续时间最长。

在整个 NREM 睡眠相，除 EEG 频率逐渐降低而电压逐渐升高外，同时伴有肌张力逐渐降低，大部分躯体肌肉的肌张力可以消失，眼球转动逐渐减慢，最后呈现发散向上凝视。内脏副交感活动增强，心率、血压下降，胃肠蠕动增加。

（2）快速眼球运动睡眠：此期脑电图（EEG）主要为 δ 波及低振幅快波。眼球有快速的水平方向的运动。除眼肌和中耳肌外，全身肌张力极度降低，肌电图平坦，常伴有各种植物神经功能的变化，如：血压升高、心率加快、呼吸快而不规则、胃肠运动停止、体温调节功能丧失、阴茎或阴蒂勃起等，大多数人在此期做着各种丰富的梦，此时若唤醒均能准确回忆并叙述梦的内容。

人的正常睡眠时间随年龄增长而逐渐减少，儿童睡眠时间最长，入睡较快，睡得也较深。新生儿每天睡眠 18~20 小时，1 岁以内儿童需睡 9~14 个小时，青壮年每天要睡眠 8 小时左右，老年人每天需要睡眠 5～6 小时。另外，REM 和 NREM 第四阶段的睡眠时间随年龄的增长而变化，REM 从出生时的 8 小时以上降至青春期开始时的 1.5 小时至 1.75 小时。NREM 睡眠的第四个阶段在整个发育期也是呈指数下降，至 60 岁以后基本完全消失。

在整个睡眠过程中，NREM 睡眠和 REM 睡眠交替出现，在正常青年人的 8 小时睡眠中，开始由睡眠潜伏期进入 NREM 睡眠期，并迅速由第一阶段依次进入第四阶段，在入睡后 60～90 分钟内出现第一次 REM 睡眠，经过几分钟后进入下一个 NREM 睡眠。且其持续时间逐渐延长，整夜共出现 4 个 NREM-REM 睡眠周期，每个周期约 2 小时。在 8 小时睡眠中，REM 睡眠共约 100 分钟。第四阶段（NREM）睡眠约 60 分钟，大部分时间为第二个阶段睡眠，在 REM 和第二阶段睡眠期间均可出现暂时的醒转。

正常情况下，NREM 睡眠和觉醒状态可相互交替出现，但 REM 睡眠和觉醒状态不能相互交替，REM 睡眠可直接进入觉醒状态，但觉醒状态不能直接进入 REM 睡眠，睡眠质量主要与第四级睡眠和 REM 睡眠的比例有关。另外，睡眠时间的长短以及年龄、就寝及起床时间、生活习惯、周围环境、体质、情绪、生理功能紊乱及其他器质性疾病等因素也影响睡眠的效果。

一般认为广谱的精神活性药物，尤其是乙醇和巴比妥类药物可抑制 REM 睡眠，而苯二氮䓬类药物对 NREM 睡眠的第四阶段的效应较强。

（二）睡眠的产生机理

睡眠的机理目前尚不清楚，有研究表明可能与下列因素有关。

（1）中枢神经系统结构学说：关于中枢神经系统结构与睡眠关系的研究较多，多数认为，中枢神经系统存在两个系统，一个是促进睡眠，另一个是促进觉醒，这两个系统主要与脑干网状上行激活系统有关。脑干网状结构与广泛的特异性感觉系统侧支保持联系，接受广泛的刺激产生兴奋性活动，并通过上行投射激活了大脑皮质使大脑保持清醒状态，脑电图表现为醒觉式的低波幅快波。当上行网状结构兴奋性减弱时就会导致睡眠状态，脑电图出现睡眠式的高波幅慢波。中脑网状结构破坏后则导致长睡不醒。另外，脑干的中缝核，延髓的孤束及前脑基底部也与睡眠的发动有关，而交叉上核可能与睡眠觉醒周期的保持有关，有人认为交叉上核就是生物钟所在地。

（2）神经递质学说：目前认为去甲肾上腺素、5-羟色胺、乙酰胆碱和多巴胺四种介质的动态变化与觉醒-睡眠周期的交替发生密切关系，但其具体作用机制尚有待探讨。有研究表明去甲肾上腺素、乙酰胆碱、对维持大脑皮质觉醒状态具有重要作用。多巴胺一般不参与睡眠的发生，多巴胺与去甲肾上腺素在维持觉醒状态的过程中起着相互协同作用。去甲肾上腺素、乙酰胆碱和 5-羟色胺共同参与睡眠过程的调节。脑内 5-羟色胺和乙酰胆碱增高使 REM 睡眠增加，减少则产生失眠。去甲肾上腺素具有与 5-羟色胺相反的作用。

（3）睡眠诱导物质学说：有人认为人体内存在着内原性的睡眠诱导物质，称为"睡眠诱导因子"，这种诱导因子可能是一种小分子肽或蛋白质，这一学说尚待进一步证实。

（4）其他学说：条件反射学说，脑贫血学说及内分泌学说等，由于目前尚缺乏有力的证据，还有待继续研究和探讨。

第二节　非器质性失眠症

失眠症是一种持续相当长一段时间的睡眠的质和（或）量的令人不满意状况。它是睡眠障碍的主要形式，引起失眠的原因很多，可有躯体因素，如疼痛、搔痒、咳嗽、喘息、夜尿、吐泻等；环境因素，如生活习惯的改变、居住环境的变迁、声和光的刺激等；生物因素，如咖啡、浓茶及中枢兴奋剂和某些药物的戒断反应等。亦可由其他神经系统和精神疾病所引起。但最常见的原因是精神紧张、焦虑恐惧、担心失眠所致。此外，人格特征、遗传因素、不良的睡眠习惯等均可成为引起失眠的原因。非器质性睡眠症是指不与任何器质性情况相联系的失眠症。失眠常发生于生活应激事件增加的时候，并多见于妇女、老年人及心理功能紊乱和社会经济状况差的群体。失眠的严重程度并不决定于睡眠实际时间的长短，而主要在于患者对睡眠时间长短的关注程度和态度。有的人长期睡眠很少但并不自认为是失眠者，还自感精力充沛，没有任何痛苦感。有的人睡眠时间不少，但对自己的睡眠质量经常感到苦恼。如果一个人反复失眠，他就会对失眠越来越恐惧并过分关注其后果，从而形成了恶性循环。

（一）临床表现

在失眠患者中难以入睡是最常见的主诉，其次是维持睡眠困难和早醒。失眠的人常会描述其就寝时的感觉，感到紧张、焦虑、担心或抑郁，思绪万千无法入睡。不良的情绪常造成患者对时间认知上的偏差，感到入睡前的时间是那么漫长，而入睡后的时间又是那么短暂。他们常过多地考虑如何得到充足的睡眠、个人问题、健康状况、甚至死亡。醒后常感到身心交瘁，白天感到焦虑、抑郁、易激惹和对自身的过分关注。部分患者可有睡眠感丧失。睡眠脑电图检查可见睡眠的潜伏期延长，睡眠时间缩短，睡眠过程中生理性觉醒增多，REM睡眠期相对增加。

（二）诊断依据

非器质性失眠症的诊断必须具备下列临床特征：①突出的主诉是入睡或维持睡眠困难或睡眠质量差，且日夜专注于失眠，过分担心失眠的后果；②上述症状每周至少发生三次并持续一个月以上；③睡眠的质和（或）量的不满意引起了明显的苦恼或影响了社会及职业功能。④不是由于器质性疾病所引起。

（三）治疗

失眠症的治疗首先应针对病因，消除或减轻造成失眠的各种因素。在治疗开始前对失眠进行全面而正确的评定。评定应包括：①失眠的病史、病程类型及与失眠有关的各种原因；②患者的病前个性特征，对失眠的态度和应付措施；③既往用药情况；④躯体及精神疾病的情况。

失眠的治疗方法很多，一般采用心理治疗为主，适当配合镇静催眠药物治疗，另外各种放松训练疗法，生物反馈疗法、电针及中医治疗均有助于睡眠的改善。

心理治疗的重点在于建立良好的医患关系，加强医患间的理解和沟通，帮助患者了解睡眠的生理规律及失眠的性质和根源，引导患者以正确的态度对待失眠，消除患者对失眠的顾虑，纠正恶性循环状态，指导患者养成和保持良好的睡眠卫生习惯。良好的睡眠卫生习惯应包括下列内容：①每天准时起床；②睡在床上的时间不要超过睡眠障碍发生以前的时间；③避免服用具有中枢神经系统兴奋作用的食物和药物（如咖啡、茶、乙醇等）。④白天不午睡；⑤起床后进行体育锻炼；⑥入睡前不阅读刺激性书报，温水淋浴；⑦进食按时，晚餐不宜过饱；⑧入睡前做放松活动，可进行按摩、推拿、静坐、气功等；⑨卧室环境舒适，避免强光、噪音，温度适宜（18～24℃）。

药物作为辅助治疗可短期使用，应避免长期用药，尤其慢性失眠患者，长期用药往往无效，并可导致药物依赖。部分长期用药者还会出现催眠药物性失眠。理想的安眠药应具备下列特点：①很快催眠；②不引起睡眠结构紊乱。③无宿醉作用。④无呼吸抑制作用；⑤不引起药物依赖；⑥和乙醇及其他药物无相互作用。常用的药物有四大类：①巴比妥类；②苯二氮卓类（BZ）；③咪唑吡啶类；④环吡咯酮类。巴比妥类药物因为其副作用较多，容易形成药物依赖，现在已经很少使用。苯二氮卓类的作用机制与增强中枢神经系统抑制性神经递质 r-氨基丁酸（GABA）有关。该类药物可缩短入睡潜伏期，减少夜间醒转次数，使 NREM 睡眠的第Ⅱ期延长，Ⅲ期及Ⅳ期缩短，REM 睡眠时间缩短但次数增多。其缺点是易形成药物依赖，部分药物（如三唑仑）可影响记忆，老年人可出现意识浑浊。咪唑吡啶类药物选择性地作用于 BZ 受体，增加 GABA 的传递，使氯离子通道开放，大量氯离子内流到细胞内导致细胞膜超极化，从而抑制神经元活动。该类药物具有较多优点：如唑吡坦，仅作用于 BZ 受体的 ω1 亚型，正常人服用对睡眠结构无影响，特别对 REM 睡眠无影响，但可缩短入睡时间，延长总睡眠量，减少做梦及醒觉次数。副作用较少，对记忆无影响，突然停药未见反跳现象，长期服用（2～6 个月）尚未发现耐受性，也无戒断症状。

在药物治疗时，最恰当的剂量是给予半催眠量，其确定方法是：在就寝前 2 小时服一次药，如果患者在就寝前略感到睡意，或夜里比平时舒服踏实，或第二天早晨醒得较晚，仍有些没有睡够和不太清醒的感觉，这个剂量就是半催眠剂量。

另外，有的文献介绍时间疗法能有效地改善睡眠质量，其要点是：根据患者近来失眠的情况确定就寝和起床时间，使卧床时间与睡眠时间之差最多不到 1 小时，其余时间不许卧床，并且必须从事活动以防止发困，随着睡眠时间延长而相应地延长卧床时间，疗程为 4 周。

第三节　非器质性嗜睡症

嗜睡症是指不存在睡眠量不足的情况下出现白天睡眠过度及睡眠发作，或醒来时达到完全觉醒状态的过渡时间延长的一种情况，嗜睡症的原因较多，包括心理社会因素、精神障碍、及躯体器质性疾病等。非器质性嗜睡症是指不与任何器质性疾病相联系的嗜睡症，其发生原因常与社会心理因素有关。

（一）临床表现

本病主要表现白昼睡眠时间延长，醒转时要想达到完全的觉醒状态非常困难，醒转后常有短暂意识模糊，呼吸及心率增快，常可伴有抑郁情绪。部分患者可有白天睡眠发作。上述情况的发生并非由于睡眠时间不足引起，患者常为此感到苦恼。白天的睡眠发作具有类似发作性睡眠的表现，但其发作次数少，无猝倒睡瘫及幻觉等附加症状，发作前多有难以控制的困倦感。患者通过自己的努力常能阻止睡眠发作的发生，一旦入睡便持续较长时间的睡眠。脑电图检查为正常睡眠波型。部分患者有家族遗传倾向。

（二）诊断及鉴别诊断

1. 诊断依据

（1）白天睡眠过多或睡眠发作，且不能以睡眠时间不足来解释和（或）清醒时达到完全觉醒状态的过渡时间延长。

（2）每日出现睡眠紊乱且持续超过一个月以上或反复的短暂发作，症状引起明显的苦恼或影响了社会职业功能。

（3）缺乏发作性睡病的附加症状或睡眠呼吸暂停的临床证据。

（4）不是由任何器质性疾病所引起。

2. 鉴别诊断

（1）发作性睡病：发作性睡病的睡眠发作是无法抗拒的，发作持续时间较短，每次不超过 15～20 分钟，发作后可有较长时间的精神振奋，常伴有一种或多种附加症，如猝倒、睡瘫及入睡前幻觉，夜间睡眠时间缩短。而嗜睡症的睡眠发作常能通过患者的努力而阻止，发作后睡眠持续时间长，无附加症状，夜间睡眠延长，在醒转时可呈酩酊状态。

（2）睡眠呼吸暂停综合征：该症引起的嗜睡症除有日间睡眠过多的症状外，还有夜间呼吸暂停、典型的间歇性鼾音、肥胖、高血压、阳痿、认知缺损、夜间多动及多汗，晨起头痛与共济运动不良的病史。

（3）器质性嗜睡症常见于脑器质性疾病，代谢障碍、中毒、内分泌异常、放射后综合征等，可通过患者的病史、临床表现、躯体及相应实验室检查找到肯定的器质性致病因素。

（三）治疗

本病的治疗首先消除发病的诱导因素，可适当给予利他林、苯丙胺、匹莫林等中枢兴奋剂对症治疗，药物应从小剂量开始，症状改善后及时停药。

第四节　发作性睡病

发作性睡病是一种原因不明的睡眠障碍，主要表现为长期有警醒程度减退和不可抗拒的发作性睡眠。大多数患者常伴有一种或数种附加症状，如猝倒症、睡瘫症和入睡前幻觉，在临床上称为发作性睡病四联征。

本症的发病机制不清，估计和睡眠递质功能异常有关，本病多发生于 10～20 岁的儿童和青年，80%在 30 岁以前发病，两性发病率无差异，少数患者有脑器质性疾病史及家族遗传倾向。

（一）临床表现

本病主要表现为睡眠发作，猝倒症、睡瘫及入睡前幻觉。

（1）睡眠发作：最基本的症状是白天有不可抗拒的短暂的睡眠发作，发作时常在 1～2 分钟内进入深睡眠状态，睡眠一般持续 10～15 分钟，也有短至半分钟，长至半小时，多数患者在发作前常感到有不可抗拒的困倦感。部分患者可无发作先兆，自相对清醒状态下突然陷入睡眠，睡眠发作是不可抗拒的，每天可发作数次。发作后患者自然醒转，清醒后常有持续数小时的精神振奋。单调的环境下容易发作，发作有时可发生于各种活动中，如进食、发言、操作机器或驾驶车辆等，患者常不合时宜地突然入睡，有时造成死亡。

（2）猝倒症：约70%的患者有此表现，常在起病后一年到数十年发生。表现为突然发生的一过性全身或部分肌群肌张力的完全丧失，通常只持续几秒钟，很少超过一分钟。典型的猝倒发作表现为：突然上睑下垂，下颌松弛，头向前垂，上肢松软，膝部屈曲，随即突然倒地。猝倒和睡眠发作不在同一时间发生，发作时意识清楚，每天发作一般不超过一次，发作常由情绪激动（如喜悦、发怒、惊奇或性兴奋等）所诱发。

（3）睡瘫：约20%～30%的患者有此表现，本症也可单独出现，主要为在睡眠醒转及入睡时（包括夜睡和午睡）突然发生肌张力丧失，出现松弛性瘫痪，患者意识清晰，有眼球运动，但身体不能动作或发声，往往伴有焦虑和幻觉，当被他人推动或向他说话时即刻恢复，也可自行缓解，发作一般不超过1分钟。正常人亦可出现睡瘫，但无其他症状。

（4）入睡前幻觉：约30%的患者有此症状，幻觉常发生于睡眠与觉醒间期，以幻听最为常见，也可有幻嗅、幻触及幻视等。幻觉的内容复杂，形象生动、鲜明。发作时对周围事物能理解，但自身不能言语，患者对幻觉有充分自知力。

另外，发作性睡病可伴有以下症状，如体重增加，性欲减退，多饮多尿，遗忘等。躯体、神经系统及脑电图检查无异常。症状一旦出现，常终生存在，偶有个别患者可自行缓解。

（二）诊断依据

（1）以无规律、不可抗拒的睡眠发作和长期白天警醒程度减退为主要临床特征。

（2）上述症状几乎每天发生且持续存在一个月，或在更长时间内周期性发作，症状明显影响社会职业功能。

（3）多伴有一种或多种附加症状，如猝倒、睡瘫及入睡前幻觉等。

（4）躯体及神经系统检查无异常。

（三）治疗

本症目前无特效疗法，以心理治疗为主，让患者及家属了解疾病的性质，做好终生带病生活的思想准备，并避免参加可能发生危险的活动，防止意外事故的发生。药物治疗以加强醒觉和抑制REM睡眠的药物为主，可给予利他林、苯丙胺等药物，药物宜从小剂量开始，逐渐增量，猝倒发作频繁时可给予丙咪嗪或普罗替林治疗。

第五节　睡眠呼吸暂停综合征

睡眠呼吸暂停征是一组以频繁发生的周期性呼吸暂停为主要特征，伴有睡眠或觉醒障碍、人格改变及某些躯体变化的疾病，早期症状轻微，晚期常可导致肺心病等不良后果。该综合征的发生原因极为复杂，大部分患者查不出明显原因，部分患者伴有某些神经系统及躯体器质性疾病，如：下颌及颜面畸形、上呼吸道先天异常、扁桃体肥大、淋巴瘤、肢端肥大症、甲状腺肿、肌强直性营养不良、黏液水肿及肥胖症等。睡眠呼吸暂停主要发生于REM睡眠期中，偶见于NREM睡眠期，持续约 1 分钟。发生的主要原因是上呼吸道阻塞，和延髓呼吸中枢抑制，引起呼吸气流暂停及呼吸麻痹所致。

呼吸暂停时常出现高碳酸血症和低氧血症，当血中二氧化碳浓度达到极点时，患者从睡眠中惊醒，惊醒后喉肌张力及呼吸恢复，经过几秒钟的大口喘粗气使血中气体浓度恢复正常，患者随即再次入睡，上述情况周而复始，有时一夜可发作数百次。此综合症可导致部分患者突然死亡，尤其是婴儿，故有人将该综合征看作"摇篮死亡"综合征之一。

（一）临床表现

该综合征多可发于任何年龄，尤其是中老年男性及肥胖者多见，症状随年龄增长而加重。临床上分为三型：①阻塞型，约占 40%～90%。主要是由于上气道阻塞，上呼吸道周围组织紧张度降低和舌根后坠所致的呼吸气流暂停；②中枢型，约占 0～15%，主要是由于呼吸中枢功能抑制所致的呼吸麻痹；③混合型，约占 10%～50%。兼上述两型障碍。该症临床表现为入睡后有强烈的鼾声，继以间歇短促的呼吸中断，常伴有睡眠过度，夜间多动多汗，晨醒后的头痛和头脑不清醒，部分患者可有白天睡眠发作，病程较长者可有性格改变，智力减退，阳痿等症状。阻塞型占优势者以白天困倦嗜睡为主。中枢型患者以夜间失眠多见，表现为熟睡感差、早醒和时睡时醒，神经系统及躯体检查多无异常发现。呼吸暂停多发生于 REM 睡眠和 NREM 睡眠的移行期，尤以深夜凌晨显著。由于呼吸暂停导致的低氧血症、肺血管收缩及交感神经兴奋，患者常有心率紊乱、高血压、继发性心脏病或心力衰竭。儿童患者可表现为多动、注意力缺陷、学习困难及行为障碍，易误诊为儿童多动症或行为障碍。

（二）诊断

睡眠呼吸暂停综合征的诊断应根据病史病程及临床表现进行综合考虑，日间睡眠过多，夜间典型的间歇性鼾声和呼吸暂停，夜间多动及多汗，晨起头痛等情况，常强烈提示该综合征的存在。要明确诊断及分型，需进行睡眠多导监测，记录脑电图、眼动图、心电图、呼吸系统、胸腹壁活动和血氧饱和度等。

（三）治疗

该综合征的治疗应控制诱因以减轻和防止发作，如戒烟、避免应用镇静剂，肥胖者减轻体重，控制甲状腺功能减退或左心衰竭。阻塞型者可用持续气道正压呼吸，也可用阿密替林 25～75mg 睡前顿服，以缩短 REM 睡眠。严重者可将气管切开或咽部扩张成形术及其他手术矫正上呼吸道阻塞。中枢型患者可用中枢兴奋剂利他林或氧疗，也可用膈肌起搏治疗。禁忌使用镇静催眠剂，以防加重呼吸抑制。

第六节 睡眠的昼夜节律障碍

昼夜节律是受昼夜周期所制约的人体内源性节奏之一，通常情况下，每 24 小时为一个昼夜周期，夜间睡眠，白天觉醒，二者交替进行，构成了一般人的生活规律。

昼夜节律障碍是指个体的昼夜节律与通常的昼夜节律之间不同步，导致失眠或嗜睡，患者为此深感痛苦。引起这一障碍的原因很多，如心理社会因素、外界环境、某些食物和药物、精神疾病及躯体器质性疾病。

（一）临床表现

本病的主要表现是睡眠程序紊乱，临床上常分为以下几种类型。

（1）睡眠时相提前型：是指由于睡眠时间明显提前，属于极端的早睡早起型，本型较为少见，多不引起社会性障碍。

（2）睡眠时相延迟型：是指睡眠时间明显延迟，入睡困难。其主要特征是：①在常规最理想的时间内（尤其是凌晨 2 点以前）难以入睡；②能够在晚一些时候入睡，并可维持正常长度的睡眠，而后自然入睡；③该状态持续 6 个月以上，多数达数年。

（3）非 24 小时睡眠觉醒综合征：指睡眠周期超过 24 小时，与外界节律产生每天不超过 2 小时的差别。

（4）紊乱型：是由于睡醒时间变化不定，使每天不存在完整的主要睡眠时间。

（5）频繁改变型：是指睡眠时间的频繁改变，如反复的昼夜轮班等。

（二）诊断依据

（1）个体的昼夜节律与特定社会中的正常情况及同一文化环境中为大多数人所认可的昼夜节律不同步。

（2）在主要睡眠时相对失眠，在应该清醒时嗜睡，这种情况几乎天天发生并持续一个月以上，或在短时间内反复出现。

（3）睡眠的质量及时序的不满意状态使患者深感苦恼或影响了社会职业功能。

（三）治疗

该症的治疗首先应针对病因，消除或减轻各种致病因素，帮助患者认识疾病的性质及根源，消除对疾病的顾虑，引导患者养成良好的睡眠卫生习惯，逐步纠正睡-醒程序，使之符合通常的昼夜时间节律。对失眠较重者可短期给予镇静催眠药物，有抑郁情绪者也可短期给予抗抑郁剂治疗。另外有文献报道时间疗法对睡眠时对 相提前和延迟有效，提前型可采用每天提前 3 小时，延迟型可采用每天推迟 3 小时，当提前或推迟至 22 点时将睡眠时间固定。非 24 小时睡眠可给予甲状腺制剂、维生素 B12 及早晨日光浴治疗。

第七节　睡眠转醒障碍

（一）意识模糊性觉醒

意识模糊性觉醒又叫醒觉不全综合征，本症有家族遗传倾向，两性发病率无明显差异，主要表现为具有频繁的，甚至是持续的睡意，但不会出现真正的熟睡，患者常有记忆差，疏懒表现，症状明显者影响社会职业功能，其原因可能与生活节律改变或上行网状激活系统功能不足有关。在诊断时应首先排除睡行症、睡惊症及癫痫，老年患者应注意与痴呆相鉴别。该症的治疗首先应消除发病的诱发因素，调整生活节律，可适当给予中枢神经系统兴奋剂，如利他林，苯丙胺等治疗。

（二）睡行症

睡行症是睡眠和觉醒现象同时存在的一种意识模糊状态，该病发生于 NREM 睡眠的第Ⅲ或第Ⅳ周期，多在夜间入睡后 1 小时内发作，表现为突然起床穿衣到处乱摸或行走。患者双目凝视，表情茫然，呈现低水平的注意力，反应性和运动技能。发作时不易被唤醒，多数患者可自行或在他人轻柔地引导下回到床上继续入睡，历时约数分钟至半小时，醒转后精神活动或行为无缺陷，对发作情况无记忆。

本症与睡惊症关系极为密切，许多患者有此两种状况发作的既往史或阳性家庭史。本症的发生原因很多，包括心理性因素，遗传因素，发育不良及某些器质性疾病等。应激因素和情绪紧张可使发作次数增多。本症多发生于儿童，常几岁前起病，约 15 岁左右停止。成年人频发的睡行症应注意排除癫痫精神运动性发作。

本症的诊断要点为：一次或多次以下述发作为主要临床相：①通常发生于夜间睡眠前 1/3 阶段的起床走动；②发作中表情茫然，目光凝滞，对他人的干涉和交谈相对无反应，难以被唤醒；③清醒后对发作不能回忆；④除在发作醒来的几分钟之内可有短时间的茫然和定向力障碍外，无其他精神活动和行为的损害；⑤无器质性精神障碍、躯体障碍存在的证据。

睡行症应与下列疾病相鉴别。

（1）漫游症在儿童罕见，发作开始于清醒状态，发作持续时间长，患者的警觉程度高，并且能完成某些复杂的、有目的的活动。

（2）精神运动性癫痫发作症可在任何时间发作，发作时有意识丧失及癫痫的其他临床表现，脑电图检查对二者的鉴别有一定帮助。

本症的治疗首先应消除或减轻发病的诱发因素，儿童可随年龄增长而逐渐消失。对成年人伴有的神经精神疾病必须对因治疗。某些药物如：安定、丙咪嗪和中枢兴奋剂对本症发作有一定疗效。

（三）睡惊症

睡惊症是出现于夜间的极度恐惧和惊恐发作，伴有强烈的言语，运动形式和植物神经系统的高度兴奋状态。本症发生于 NREM 睡眠的第Ⅲ～Ⅳ期，以睡眠的前 1/3 阶段多见。其发生原因与睡行症基本相同。过度疲劳，应激或睡眠不规则可增加发作频率。每次发作多持续 1～2 分钟，发作时难以被唤醒，也无情节完整的梦境可以回忆。儿童患者多发病于 4～10 岁，至青年期多消失，发作时表现从睡眠中突然坐起惊叫，双目圆睁，表情恐惧，出汗，呼吸急促，心率增快（可达 150～170 次/min）。成年人的发病率较儿童偏低，发作时面部表情固定，瞳孔散大，呼吸困难而沉闷，常有严重的焦虑和大汗淋漓。

本症的诊断依据为：以一次或多次的如下发作为主要临床相。①惊叫一声从睡眠中突然醒来，伴有强烈焦虑，躯体运动和植物神经动能亢进症状（如心动过速，呼吸急促，瞳孔扩大及出汗等）；②每次发作多持续 1～2 分钟，通常在夜间睡眠的前 1/3 阶段发生，发作后继续安静入睡；③对他人试图平息睡惊的努力相对无反应，且难以被唤醒；④清醒后对发作无记忆，也无情节完整的梦可以回忆；⑤无躯体障碍存在的证据。

睡惊症应与梦魇相鉴别，后者可发生于夜间的任一时刻，个体很容易被唤醒，多不伴有植物神经系统功能的显著改变，清醒后能详细、生动地回忆梦境的内容。本症的治疗与睡行症基本相同。

第八节　通常与REM睡眠有关的睡眠障碍

（1）梦魇：梦魇是指睡眠中反复出现以焦虑或（和）恐惧为内容的梦境体验。梦境体验常十分生动，内容多与自身的生存安全或自尊受到威胁有关。在发作过程中可有不同程度的植物神经兴奋，但无相应的言语及躯体运动发生，梦魇以睡眠后期多见，其他睡眠阶段也可发作，发作主要发生于REM睡眠期。梦魇发作常导致患者从睡眠中惊醒，惊醒后立即恢复定向和警觉，并能详细，生动地回忆梦境内容。

梦魇发作多见于10岁以前的儿童，约2/3开始发作于20岁以前，发作常随年龄增长而逐渐停止，成年患者往往会持续多年。

梦魇的发生多与精神创伤和心理冲突有关，另外，各种精神障碍、内脏疾患及戒除药物乙醇依赖者，因出现REM睡眠增多而继发性出现噩梦频发。

本症的诊断应具备下列临床特征：①从睡眠中醒来，能清晰、详尽地回忆强烈恐怖性的梦境，惊醒可发生于睡眠的任一时刻，以后半夜多见；②从恐怖性梦境中惊醒后，很快恢复定向力和警觉；③恐怖性梦境及其造成的睡眠紊乱使患者深感痛苦或影响社会职业功能；④并非源于器质性疾病，精神障碍和酒药依赖。

治疗：梦魇的治疗以心理治疗为主，引导患者正确认识和对待现实中的冲突，了解睡眠生理及疾病的性质，减轻对疾病的过分顾虑，养成良好的睡眠卫生习惯。也可配合苯二氮卓类药物或抗抑郁剂治疗。

（2）睡瘫：睡瘫是发作性睡病的一个亚型，也可单独出现。其临床表现为在将睡未睡或睡眠醒转时，突然感到肌张力的丧失，出现松弛性瘫痪。患者意识清晰，有眼球运动，但身体却不能运动或发声，并因此而产生惊恐及焦虑症状，本病的发生原因及机理目前尚不清楚，有研究认为是REM睡眠的正常抑制性特征突然侵入觉醒与睡眠之间抑制运动神经元而导致瘫痪。该症患者在受到他人推动或向他说话时，瘫痪即刻消失，也可通过眼球强有力的转动使瘫痪解除，部分患者可自行恢复。每次发作一般只持续几秒钟，偶可长达15~30分钟。躯体及神经系统检查无异常发现，脑电图亦在正常范围。本症的诊断一般无困难，对发作频繁者可给予丙咪嗪或阿米替林治疗。

（3）REM睡眠行为障碍：现代研究表明，在REM睡眠期间，运动神经元同时被运动抑制和运动兴奋两种相反的力量所驱动。正常时运动抑制起关键作用，当由于受某些因素影响，兴奋力量超过抑制力量时，就会出现运动神经元的放电现象，它们所支配的肌纤维就会发生收缩，从而暴发出不受约束的行为。如跺脚、踢腿、跳跃、打拳、跑步等动作。动作发生急骤、幅度较大，常有大关节运动，可引起患者的惊醒，在睡眠中呈周期性出现，多在睡眠后90分钟出现，每晚可有多次发作，其原因和发生机理目前尚不清楚，对发作频繁导致睡眠障碍者，可给予苯二氮卓类药物治疗。

参考文献

[1] 王辰，迟春花．呼吸与危重症医学[M]．北京：科学技术文献出版社，2017．

[2] 杨阳．急危重症诊治进展[M]．北京：科学技术文献出版社，2017．

[3] 陈磊．急危重症监护与治疗[M]．北京：科学技术文献出版社，2017．

[4] 白晶．妇产科急危重症诊治技术[M]．北京：科学技术文献出版社，2017．

[5] 刘大为．实用重症医学[M]．北京：人民卫生出版社，2017．

[6] 黄秋杏．危重症护理学[M]．北京：人民卫生出版社，2017．

[7] 李仲琪．急危重症剖析[M]．北京：科学技术文献出版社，2017．

[8] 刘芳，杨莘．神经内科重症护理手册[M]．北京：人民卫生出版社，2017．

[9] 蔡福满，陈小杭．急危重症护理学[M]．北京：人民卫生出版社，2017．

[10] 马可玲．急危重症护理学[M]．北京：科学技术文献出版社，2017．

[11] 李平．基层心血管急重症诊疗进展[M]．北京：科学技术文献出版社，2017．

[12] 李春盛．急危重症医学进展[M]．北京：人民卫生出版社，2017．

[13] 乔民．神经外科急重症诊治重点[M]．北京：科学技术文献出版社，2017．

[14] 孙彩虹．临床常见重症诊疗[M]．北京：科学技术文献出版社，2017．

[15] 田金凤．内科急症与重症[M]．北京：科学技术文献出版社，2017．

[16] 王迎春．危重症监护学[M]．北京：科学技术文献出版社，2017．

[17] 张念亮．急危重症诊疗与监护[M]．北京：科学技术文献出版社，2017．

[18] 史艳．实用重症监护诊断与治疗[M]．北京：科学技术文献出版社，2017．

[19] 郝尚臣．眼科急重症与复杂病症手术学[M]．北京：科学技术文献出版社，2017．

[20] 鲁海燕，于丽，李骅．临床急危重症治疗学[M]．北京：科学技术文献出版社，2017．

[21] 崔勇．精编急危重症诊疗学[M]．北京：科学技术文献出版社，2017．

[22] 单南冰．临床急危重症诊断与处理[M]．北京：科学技术文献出版社，2017．

[23] 任雷．普外科疾病诊疗与急重症处理[M]．北京：科学技术文献出版社，2017．

[24] 韩恭祝．心内科疾病治疗与重症监护[M]．北京：科学技术文献出版社，2017．

[25] 任薇，尚秦宇，范兆普．临床急危重症治疗学[M]．北京：科学技术文献出版社，2017．

[26] 刘雪芹．妇产科急危重症诊治[M]．北京：科学技术文献出版社，2017．

[27] 曲鑫，任金林，杜金云．急危重症临床救治实践[M]．北京：科学技术文献出版社，2017．

[28] 喻莉．重症医学科常用诊疗技术[M]．北京：科学技术文献出版社，2015．

[29] 徐清华．现代疑难重症早期检查与诊断[M]．北京：科学技术文献出版社，2017．

[30] 但峻，朱晓霞，李海．实用急危重症诊断与处理[M]．北京：科学技术文献出版社，2017．

[31] 王莉．疑难产科危重症[M]．北京：科学技术文献出版社，2016．

[32] 庄见绘．外科重症监护学[M]．北京：科学技术文献出版社，2016．

[33] 原巧玲．危重症的诊治与护理[M]．北京：科学技术文献出版社，2016．

[34] 孟莉．重症监护学[M]．北京：科学技术文献出版社，2016．

[35] 乔鲁军．危重症心脏病学[M]．北京：科学技术文献出版社，2016．